文成天縱

中醫古籍稀見稿抄本輯刊

ZHONGYI GUJI XIJIAN GAO-CHAOBEN JIKAN

李鴻濤 主編

51

广西师范大学出版社
GUANGXI NORMAL UNIVERSITY PRESS
·桂林·

第五十一册目録

曹氏醫案不分卷（震册）

〔清〕曹存心撰

清管蓮洲抄本

震冊

曹氏醫案

惠卿録于吳門

霍亂重症四肢清冷得飲即吐
目眶陷氣閉脈不大舌白防有痛
三陰陰寒之証

諸葛行軍散沖服一分
漂白朮三錢
澤瀉一錢
茯苓三錢
桂枝四分
吳茱萸三分
金沸花包一錢
猪苓三錢
烏梅炭四分
代赭石四錢
地枯蘿四錢

溫五食瀉止[illegible]益腸胃下痢澼
澼不歸香黃腹痛洩少宜疏通
積滯以防轉重　荷葉花干各
淡芩炭各　紅麴四　青皮各　萆薢三
廣木香各　查炭三　茯苓四　車前子四
江只殼各　大腹皮三　扁豆衣　澤瀉三

食後腹痛，大便不暢，舌白黄，脈數。宜疏肝和脾。

旋覆花包　沉香曲三　枳殼炒　茯苓四

煅瓦楞粉研　炙雞金三　川郁金　佛手柑二

代赭石四　大腹皮三　青皮二　穀芽生

二

先診方

昨宵起形寒表熱，頭暈脘悶，大便溏猶不暢，後通，舌垢口膩，時時作泛，脈數不大，濕溫痰滯交結，急急表裏分解，以防變遷，要勿須請高明並候酌裁

淡芩炭錢 白蒺藜四錢 橘紅錢
陳香櫞錢 只殼錢 法半夏錢
鮮藿梗三錢 赤芍錢 飛滑石四錢
鮮佩蘭三錢 六曲四錢 澤瀉錢
鮮佛手錢 桑枝三

表裏解，嘔噦未止，便溏氣亂，洞泄滯未楚，最防反覆。

漂白朮錢　橘紅一錢　旋覆花錢　六曲兩

煨木香錢　製半夏錢　代赭石兩　薑蘇甲三分許

枳殼錢　茯苓錢　佩蘭錢　鮮荷梗

鹽麥芽錢　車前子兩

頭痛脘次痛脹脈濡宜疏肝

肝化痰濕　谷芽五

旋覆花三　枳實二　炙雞金四

瓦楞粉五　宋半夏三　木香二

沉香曲四　製南星二　澤瀉三

四

欬嗽痰中帶血，日暮頭痛發
熱，脈細數，防湧冒並虛糾纏

鮮沙參半　鮮生地开　十灰丸三　石決明开
川貝二　冬瓜子开　仙鶴草开　蘆根开
黛蛤散开　粉甘草外　淡芩开

擾述產後十九朝乳頭碎裂瘍

瘀聚成膿蒸蒸咳嗽

全當歸三錢　白杏仁三錢　連翹三錢　蒲公英三錢

赤芍二錢　象貝四錢　川楝子二錢

忍冬藤四錢　冬瓜子四錢　絲瓜絡二錢

舌疳燻腐作痛此心肝兩潛蘊其上元也治宜泄化

白茅根

上川連 馬勃

連翹

石決明 甘中黃

銀花

鮮生地 土貝

滑石

經居半年有，近日夜間寒熱，昨
殺血，納減，食下腹痛，大便不暢，脈
要防成本症

冬桑葉錢　青蒿錢　炙雞金三　生鱉殼五錢
白杏仁三　抱茯神四　大腹皮錢　藕節四
川貝三　川石斛四　炙烏藥錢　六　鮮稻葉三

跌傷之淤積成流注者服最
奏功也

歸身三　土貝四　五加皮三

雞血藤四　連翹三　伸筋草三

絲瓜絡三　防己五　桑枝五

喉間為有紅腫，食下脘阻，脈微數，小溲頻數，帶下腰痠，治須清化濕熱。

鮮沙參四錢　川石斛四錢　滑石三錢　川楝子錢半

鮮生地五錢　黛蛤散錢半包　通草一錢　代赭石四錢

石決明一兩　黑山梔　瓦楞粉七錢　淡竹葉錢半

脘腹悶塞，腹痛如絞，脈不暢，兼心頭脹，不欲食，宜順氣疏中。

旋覆花包　[illegible]殼打　白杏仁四錢　赤苓四錢

生蛤殼打　青木香錢　萊菔子三錢　澤瀉三錢

廣鬱金錢　白豆蔻五分　石菖蒲三錢　鮮佛手三錢

鮮荷梗尺許

背痛頭脹胸悶已解惟肌膚仍
發熱脈更數
青蒿錢　白蒺藜四　只殼錢　鮮荷葉三
丹皮錢　川斛錢　白杏仁四
酒炒枯芩錢　淮牛膝錢　東瓜子錢
入

對口因暑熱而起，防滌大歸要

桑葉錢 歸尾錢 土貝兩

丹皮錢 赤芍三 白蒺藜兩

連翹三 黃芩兩 金銀花

紫草茸二 荊子蔚 九五八

昨宵寒熱〻癤流水又增胞瘡
瘡內分兩治 白茅根兩
石膏三錢 桑葉三錢 益元散三錢
銀花三錢 丹皮錢 淡竹葉三錢
連翹三錢 石決明兩 澤瀉三錢

九

。欬嗽痰多而屢痰中帶血宜清肺胃

鮮桑葉 三　白杏仁 三　川貝 三

黛蛤散 〤　東瓜子 开　鮮竹茹 三

絲瓜絡 五　滑石 四　蘆根 开　枇杷露 开

熱五日，汗出不透，欬嗽不暢，氣急。
涼暑互襲，肺閉。

鮮荷梗尺許
前胡錢半　淡豆豉三錢　車前子錢半　益元散四錢
牛蒡子三錢　白杏仁四錢　枳殼錢半　生瓦楞殼兩
紫菀錢半　象貝四錢　青蒿子錢半　枇杷露三兩

瘍科纏結癧清腸合蕉
赤紅脈散五清營湯並
桑白皮一錢 歸撥一錢 土貝一錢 清麝丸三
丹皮一錢 忍冬藤一錢 粉草 蘇一錢 赤芍三
連翹三 然服術一錢 澤瀉一錢

腹滿䐜脹胸悶宜疏利氣機疏
暢肝脾
製香附錢　白蒺藜錢　炙雞金三
陳皮二　白杏仁四　香櫞錢二　杜仲三
枳殼　大腹皮三　佛手錢　浮小麥錢

十二

欬嗽絞賊攻胸向背並脘痛腹

脹痛多足腫脈微數治在肝脾

青蒿三　川石斛四　白杏仁四　只殼錢

[illegible]桂枝苓錢　珠連翹三　象貝四　竹茹錢

赤芍三　紫貝[illegible]开　灰　子茶　沈　無色三

昏悶畏寒熱不而達脈不歸舌
黄暑邪挾風蒙蔽宜宣泄化痰

青蒿三　冬瓜子芥　飛滑石四
白杏仁四　生蛤殼开　赤苓三
象貝四　橘白一　通草一

鮮稻葉三
鮮荷梗三

十二

神疲，脈濡數，舌黃垢，暑溼
留戀不解，須慎養寒暖飲食。

青蒿三　冬桑葉三　白蔻仁五分　澤瀉三

赤芍三　丹皮錢　生米仁四　桑枝尺

白蒺藜四　白杏仁四　滑石四

寒熱止以臟脉數胸悶暑濕涼滯
家結不可泛視

陳香薷一錢　杏仁三錢　六曲四錢
大豆卷三錢　橘紅一錢　滑石四錢
鮮藿梗三錢　陳半夏錢半　澤瀉三錢

玉樞丹二分　用鮮荷葉開水泡湯服
紅靈丹一分

十三

暑溫間日瘧，寒重于熱，宜表裡兩治。
柴胡开　藿梗三　陳皮　蔻殼　滑石四　通草一
杏梗三　製半夏半　車前子四　芦根兩
酒炒枯芩半　象貝四　澤瀉三

據述廿日前後發和廿二又氣急亿
陽咽悶汗多汲冷心悸昏暈病適愈

三診 脈測度

西洋參 錢半 川連 三分
原金斛 三錢 茯神 四錢
南棗子 二 炒蘇子 二

鮮荷葉 三
淮山藥 三 紫貝齒 五錢
杏仁 三錢 代赭石 四錢
川貝 三 扁豆衣 三
赤曲

暑濕熱交阻，委中毒已瘀延及小腿，其勢方時防蒸膿潰頭，姑先消散之。

歸稍錢　銀花藤錢　絲瓜絡錢　澤瀉三

赤芍三　連翹三　赤苓錢　花粉三

土貝錢　丹皮錢　伸筋草三

積虛而復神疲遺泄脈弦右耎

舌質紅宜養陰醒胃

西洋參一錢 陳皮一錢 茯苓四錢 資生丸三錢

製首烏四錢 宋半夏一錢半 生米仁四錢 鮮稻葉三錢

川石斛三錢 [illegible]一錢半 川斷三錢

圭

腹滿腹脹癥瘕食下咽脇滯肌
膚營熱宜疏暢肝脾流利氣機

製香附錢　沉香磨三　萊菔子四　澤瀉三
白蔻仁七錢　炙雞金四　廣木香二　車前子四
白杏仁四　大腹皮三　豬苓錢　益元散三
陳麥柴三　白麻骨开

欬嗽激痛胸次失血止痰仍厚
大便溏脈弦且肺脾兩病
桑白皮三 東瓜子开 扁豆衣四 淡芩錢
白杏仁三 竹茹三 茯苓四 蘆根开
川貝三 黛蛤散包 澤瀉三 建麥麯

廿六

肝脾不調少腹納少嘗有寒熱氣
血未能流利經至作痛脈要弦宜疏
化和中為劑
四製香附 川石斛四 辰茯神一 橘白錢
白芍三 陳皮一 赤苓三 大腹皮三
當歸鬚錢 宋半夏錢 澤瀉三 鮮荷葉三

暑溼病已六日神識模糊煩躁不
大胸悶頭暈勢防厥閉驟變未可知

上黃連八分　紫貝齒五錢　硃連翹三錢
桑葉三錢　枳殼錢半　抱茯神
丹皮三錢　竹茹三錢　生滑石四錢
紅靈丹二分　銀花三錢　澤瀉三錢
枇杷露另調化服　蘆根一兩

吉

咳嗽不鬆 胸脇激痛 脈細偏弦
尤宜加慎
鮮沙參三 桑白皮三 黛蛤散半 川石斛四
白杏仁三 粉甘草八分 絲瓜絡錢 葦莖尺
川貝三 新會錢 竹茹錢 冬瓜子錢

暑濕類瘧，汗出不足，胸悶不渴，脈弦。暑濕深伏，宜發越，轉重可慮。

陳香薷錢　鮮藿梗三錢　白荷梗錢　大腹皮三錢

大豆卷三錢　赤茯苓錢　炒青蒿錢　竹茹三錢　豬苓錢

製川朴一錢　酒炒枯芩錢　六一散三錢　澤瀉三錢

大

胸向消食腑垢滯通頭暈嘔呃
逆陣作不波步脈象弦滑宜平
肝疏降

原金斛三　　鮮芦根开　　刀頭子三
石決明开　　金沸花乂　　橘皮一　　杏仁泥四
白蒺藜四　　代赭石八　　竹茹三　　車前子四
柿蒂七枚　　鹽半夏三　　澤瀉三

昨吐血盈碗吐時作嘈脈弦細

防湯

鮮沙參三錢　參三七研沖一錢　牛膝三錢　蘆根一兩

鮮生地四錢　絲瓜絡三錢　十灰丸三錢　橘葉三錢

仙鶴草三錢　丹皮炭一兩　生草四分　藕節四錢

吉

脉診方

病將半月幸能容納起色氣急平欬嗽順手振漸定頭脹發熱均淨退清惟晨間汗出仍不能少脈狀要平寒氣弱痰溼素重當此陽升氣泄之時最易借因反復須格外慎之

生西耆七
生白芍三
左牡蠣开
蒼龍齒四
荷梗尺許

旋覆花包
代赭石字
宋半夏三
竹茹三

浮小麥开
枳椇子四
滑石四
澤瀉三

廿

前方
復診

自汗稍止氣急略平而喘尚甚
脈左弦右帶滑宜守前意增損

生西參二　代赭石錢　白芍三　淨山萸錢
左牡蠣錢　宋半夏三　枸杞子四　生米仁四
蒼龍齒四　製南星七分　茯苓錢　通草錢
鮮枇杷葉三

暑熱未靜大便通而溲少新瘧
濕蒸頭痛氣急病逾五日宜度
還玉靈　　鮮稻葉三
鮮沙參四　川貝三　石決明兩　絲瓜絡兩
鮮金斛四　東瓜子兩　白蒺藜四　滑石四
鮮蘆根兩　黛蛤散包　青蒿子　澤瀉三

廿一

表熱盛衰不定汗泄不暢涼風
暑邪交蒸未可懈忽

鮮藿梗三　大豆卷三　枳殼錢
香青蒿錢　六曲三　豬苓錢
陳佩蘭錢　查炭三　澤瀉三
鮮荷梗尺許

左項腫硬延至耳後勢在結癧不可忽

歸鬚[illegible]　土貝四　連翹三　石決明廿

首烏藤四　白蒺藜四　赤苓四　荷梗尺許

絲瓜絡三　赤芍三　澤瀉三

廿二

出診方

正産五朝，傳送之司既失氣化之權，既乏，是以癃閉不下，小溲亦閉，舌灰黑膩，左呼吸氣不順，似有痰嘶之聲，少腹脹痛，大便不通，脈左尺微數，關部緊，症最防氣上逆，喘塞變端。擬通癃利氣，佐以宣泄上焦，以符下病取上之意。

九製熟附三
元胡索了
北參三
左科四生具
滑石四
紫菀三
白杏仁三

廿三

石葦
冬葵吾
懷惇乾

出診方

正月間小產大脫血，旋下紅白帶，經久不止。今每來多而濃，趲前腹脹，背痠。塊從少腹上衝，脊以后激分塊，攻與下少寐，口膩，晨嗽，脘膈脇刺痛，甚之瘕不已，蓄積。此皆肝木不斂，乘脾犯胃，痛愈多則塊愈盛，血崩虛情，皆屬可虞，不易治。

炙鱉甲心 半
煅牡蠣 兩
條芩炭 三錢
陳清阿膠 蛤粉炒 錢
硃茯神 四
棗仁 三錢
生白芍 三錢
杜仲 三錢
生熟谷芽

廿四

懷山藥 三錢
川楝子 三錢
牛角腮炭 半
藕節炭

身熱胸悶脘脹氣痛吐瀉脈細

表裏全病再商候視

上川連四分　厚朴花一錢　沉香曲三錢　車前子四錢

陳香薷五分　代赭石四錢　光杏仁　六曲四錢

大豆卷三錢　煅瓦楞錢五　硃茯苓　麥麴

陳佛手一錢

下痢之後大便不通脘次脹悶
舌白黃膩脈弦右濡宜溫運中
製川朴 只殼 白蔻仁 大腹皮
杏仁泥 木香 青皮 炒谷芽
萊菔子 六曲 法半夏 鮮佛手
查炭 澤瀉

廿五

罩九種太激湑樵再錄淺厥少
以冀早日向愈

製香附三錢　絲瓜絡錢　兩頭尖三錢　生米仁四錢
川楝子錢　車前子四錢　歸鬚三錢　胡芦巴三錢
延胡索三錢　青陳皮錢　赤芍三錢　枸橘子
橘核半　炒荔枝核半

顴疔走黃已極壯熱胸悶昏憒
可危
地丁草四
上川連七分 花粉三 蚤休三 石決明开
鮮生地开 知母三 銀花五 土貝五
大竹葉三 連翹三 淅菊三 角刺二

廿六

濕熱蘊成黃疸身熱脈弦滑
宿垢集下宜還再擢
製川朴一〻　西茵陳三〻　枳殼一〻　車前子四〻
白杏仁三〻　上川連另　香豉三〻　澤瀉三〻
瓜蔞皮四〻　廣木香一〻　大腹皮三〻　法半夏三〻
玉樞丹二分　枇杷露二兩調化服

○病久氣陰大乏，津液益由，痰濁形瘦，神疲脈弱，胃氣亦索，通痰不耐過攻，元虛走肢，投補病深已極，不易見功。

川石斛四　海浮石三　川斷三　白杏仁四
橘白一　生蛤殼五　茯苓三　東瓜子四
姜半夏三　鮮沙參三　生米仁　象貝四
鮮稻葉五　甚

形寒胃呆不清，脈左弦右數，神滯。屬寒濕風暑濕雜合為病，未可忽。

廣藿梗三　生香附錢　橘紅二　蔻殼錢

老蘇梗錢　枳殼錢　法半夏三　車前子錢

製川朴七分　六神麯錢　白蔻仁五分　澤瀉二

七香餅二枚　焦麥芽錢

○病久氣陰大乏，值此大節，尤覺困憊懨懨。脈細弦，夜更痰多，嗽吐不流利，耳失聰，消瘦至甚，病道深遠，理之棘手。

瓜蔞皮〤　海浮石〤　生米仁〣　茯苓〤

橘白〡　川石斛〤　川通草〡　鮮稻葉〤

姜半夏〣　竹茹　象貝〤　生蛤殼开

鮮荷梗尺許

廿八

心悸頭暈易氣升升則神思昏蒙定經兩月餘脈左細右濡滑甚則腿疼不能坐此肝元腎虧痰氣上升所致

生石決明兩　旋覆花錢　青礞石三錢　棗仁錢
陳皮錢　代赭石四錢　乾菖蒲　酸　茯神錢
製半夏二錢　沉香屑分　杜仲二錢　白薇錢
白金丸錢

積濕困脾，氣失宣暢，腹滿脹上及脘脇，硬漲，溲少，脈弦，宜分別通道，滌暢中宮。

生蒼朮錢半　炙雞金四　沉香曲三　生米仁四

豬苓錢半　大腹皮三　春砂末五分　陳佛手一

澤瀉三　五加皮三　車前子四　川通草一

陳麥柴三　白蔻殼五

暑邪傷肺脾，身熱欬嗽，大便溏瀉，初年除氣鬱結滌防擾動肝，諸須慎之。

杏仁 薏苡仁三 銀花三 通草一 生麥芽

赤苓 連翹三 六一散四 茯苓四

川石斛三 扁豆衣三 生薑皮三 鮮荷梗尺許

壯熱神蒙暑毒瘧驟起溲少脈
數舌絳碎腐暑邪尚熾盛肺胃傷
喘厥變端

桑葉三 丹皮半 連翹三
白夕利四 赤芍三 土貝四 鮮荷葉一角
忍冬藤四 朱茯神三 白杏仁三
滑石四 通草一 原金斛四

三十

胯馬流注潰口甚大膿出不少

全當歸錢
合歡皮四
生草節四分
滑石四

忍冬藤四
土貝四
淮山藥三

陳皮二錢
絲瓜絡四
粉萆薢

轉筋霍亂肢冷脈伏舌黃大熱危急防厥變勉擬方以盡人事

桂枝七分 上川連八分 只殼八分 查炭三錢
赤芍三錢 淡吳萸三分 車前子四錢 南木香錢
川厚朴 陳木瓜半錢 兩頭尖三錢 澤瀉三錢
玉樞丹三分 紅靈丹一分 二味用佛手泡湯送下

此

○所云病情細思之乃由胃不攝肝々
不藏血々脫氣散遂有餘悸氣升
氣隆等證既現血甚虛行自現
胃寒內生利下陷痰帶注瘍
脈大不乃定宜氣營兩治以冀逐
漸見功

潞黨參 錢半（[illegible]）
炒鬆生地 四錢（春砂末三分拌）
左牡蠣 四錢
辰茯神 三錢
生熟穀芽 各

炒棗仁
清阿膠 二錢（蛤粉炒）
杜仲 三錢（鹽水炒）
牛角腮灰 錢半

三十六

淮山藥 三錢
川石斛 四錢
藕節 四錢
陳佛手 錢半

表熱三日咳嗽脈數暑風蘊蓋
肺胃宜輕清泄化逐漸解散

桑葉二錢　薄荷一錢　連翹三錢　通草一錢
桑皮錢半　益元散四錢　香青蒿三錢　鮮荷葉一角
白杏仁四錢　銀花三錢　絲瓜三錢　白茅根一兩
象貝四錢

欬嗽已愈大便閉汗多神疲

脈柔須慎之又慎

金石斛三 川石斛四 川貝三 川斷錢

朱麻仁泥四 淮山藥三 東瓜子两 滑石四

只殼三 料豆衣三 生蛤殼两

鮮稻葉三

卅二

類瘧止後兩足腫脹脈濡細舌白黃
尖有紅刺暑溼留戀氣分受損所
致防腫勢日盛

桑白皮錢　川牛膝錢
東瓜皮五　防己錢
五加皮三　粉萆薢四

豬苓錢　赤芍錢
澤瀉三　陳麥柴三
白杏仁四　炒棗仁四

瘧瘕之後受損不復陽及虧

慎之

赤芍錢（桂枝三分同炒）　炙雞金三錢　沉香曲三錢　青皮半

雲白朮錢（吳萸九分同炒）　大腹皮三錢　川椒目三分　茯苓

澤瀉三錢（小茴香三分同炒）　陳佛手錢　車前子包

茁

牙宣云治下痢腹痛泄少腹不
暢宜利暑食滯
大川連姜汁炒　台烏的
廣木香乀　查炭三乀
只殼乀　萊菔子的
滑石的　藿香花干的
車前子三乀　鮮荷梗尺許
川通草乀

欬嗽痰綠氣穢脈象暑熱傷肺
肺癰漸成第恐

鮮沙參三　白杏仁四　川貝母三　枇杷露兩
桑白皮三　地骨皮半　粉甘草四分
黛蛤散五　知母三　半
通草一　絲瓜三　冬瓜子　蘆根兩

廿五

咬牙疳腫痛宜平肝清胃

鮮生地开　石決明开　土貝母[illegible]

忍冬藤四　黑豆衣三　人中黄七

連翹三　丹皮錢半　人中白錢半

白茅根开

下痢胸悶泛惡而熱口乾脉細弦
宜和肝脾化暑濕　藿蘇梗三
上川連五分　沉香麯三　滑石三　赤苓五
三味
廣木香五分　大腹皮三　通草一　地榆炭三
只殼五分　陳佩蘭一　查炭五
麩炒

[illegible]

日晡發熱頭痛眩暈心脘痛脹

法宜解暑順氣

香薷五分　桑葉八分　左金丸五分　子芩八分

川石斛八分　石決明一錢　橘白七分　杜仲八分

只殼八分　旋覆花八分　砂殼八分

鮮荷梗尺許

牙槽風腫及上腭表裏不退腫勢不輕毋忽

桑葉三 青蒿三 白蒺藜四 滑石四

赤芍三 連翹三 石決明一兩 澤瀉三

土貝半 忍冬藤四 馬勃八分 白茅根一兩

鮮荷梗尺許

足膝作痛，兩臂亦然，濕毒深重，不易解散。

桑白皮三　川牛膝錢　防己錢　銀花藤五錢

五加皮三　豨薟草三　丹皮三　白茅根五錢

白蒺藜乃　臭梧桐錢　赤芍三

腹脹脘痛不食嘔痛脈濡遲
疏肝和脾
製香附三
陳皮二
法半夏三
大腹皮三
炙雞金四
白蒺藜四
炒生谷麥芽各
沉香曲三
川通草二
石決明研

艾

口舌疳瘍牙门腫硬壯氣直欵
喉暑邪深重防厥闭
鮮桑葉三三　白殭蠶四　飛中白青
牛蒡子三三　石決明廿　甘中黄二
赤芍三三　連翹三三　金銀花三三
土貝四　枇杷露廿

五六日汗已足脈象暑而漸衰

正防轉重

鮮荷葉一角

陳香薷梗

（包）雞蘇散四

大豆卷三

只殼三

澤瀉三

鮮藿香三

葶藶子四

查炭三

連翹三

艽

童年患哮喘，常防喘急生波

旋覆花三錢　蘇子三錢　瓜蔞粉[illegible]

代赭石[illegible]　白芥子二錢　陳皮二錢

白杏仁[illegible]　萊菔子三錢　法半夏[illegible]

澤瀉[illegible]

○欬嗽音啞咽痛脉實喉痹著理之不易

蜜炙紫菀二　白杏仁四　象貝四　玉蝴蝶三分

黛蛤散五　竹二青三　牛蒡子研　鮮稻葉四片

生甘草八分　川通草二　連翹三

○咳嗽夜甚痰嗆脈濡受寒則甚

不易治

歸身錢　白芥子二　象貝四

款冬花三　陳皮二　茯苓四

白杏仁四　製半夏二　冬瓜子卅

活竹葉枝牙

癸水先期腹中痛脹脈實弦舌
糙當氣營兩治
四製香附錢半　延胡索三錢　茯苓四錢　鮮橘葉三錢
丹參三錢　陳皮錢　烏藥錢半　鮮荷葉一角
赤芍三錢　宋半夏錢半　廣鬱金　澤蘭三錢
大腹皮三錢

四十

黃疸病婦漸次少退燎溼脘中

上川連五分 白杏仁四 沈香曲四 兩頭尖三

橘紅一 西茵陳三 川楝子三 車前子三

法半夏三 炙雞金三 元胡索三 陳香櫞三

製川朴七分

欬嗽肺痛已久肺臟漸損勢急

南葛三　白杏仁四　橘白一　枇杷露开

功勞子一　川貝三　竹茹二　鮮蘆根开

桑葉三　東瓜子开　絲瓜絡三　滑石四

罡

下痢後重而赴脈濡且弦利澀滯法

薔薇花干二錢

上川連吳萸炒錢

查炭三錢

秋水丸錢錢

只殼錢

滑石分

[illegible][illegible]赤苓

六曲分

車前子分

便溏次少，面浮亦退，宜清暑散風，健運利濕。

漂白术二錢　茯苓四錢　澤瀉三錢

白蒺藜四錢　象貝四錢　生懷藥五錢

炒麥芽五錢　台烏三錢　炙雞金三錢　大腹皮三錢

四十三

病九日，今幸譫止嘔停，但胸次未
舒，脉尚極弦結，舌厚黃，仍當兩顧。
姜製川連分 呂亮另 西豆衣三 紅靈丹一分
連翹三 赤苓 六曲四 川通艸八
銀花三 車前子四 大腹皮三 鮮荷梗

咳嗽脇痛痰氣阻絡延防結瘍

金覆花包　歸鬚三　冬瓜子研　通草一

瓦楞粉研　赤芍三　絲瓜絡三　路路通三

白杏仁四　土貝母　滑石四

外治法

劉寄奴　歸鬚　沒藥　伸筋草　葱湯燜熨或

木香　乳香　牙皂　蘇葉　青布扎蘸湯熨之

四十四

。欬久不止背痛脈細防失血

款冬花三 黛蛤散三 絲瓜絡三

白杏仁四 鮮沙參四 茯苓四

川貝母三 甜葶子三 玉蝴蝶二

牙宣八日不止，急急清營解暑丹包

鮮生地五錢　玉泉散四錢　澤瀉三錢

石決明五錢　丹皮炭三錢　側柏炭四錢

花粉三錢　牛膝炭三錢　滑石三錢

白茅根五錢

四十五

痰瘧腫脹并痛小瘥疊起身
并欬嗽便溏　當內外兩治
桑葉三　忍冬藤四　土貝母　鮮蘆莖一兩
青蒿子三　絲瓜絡三　連翹三　白蒺利四
赤芍三　益元散三　桑枝四

欬嗽痰血均減脈尚數防反復

鮮沙參 生　鮮生地 开　十灰丸 三

白杏仁 四　黛蛤散 开　藕節 生

川貝 三　冬瓜子 开　白茅根 开

四十六

○吐血已遠　欬嗽不已　脈左細尺弦

防延久成怯

黛蛤散三錢　桑皮三錢　茯苓四錢

白杏仁四錢　橘白一錢　款冬花三錢

川貝三錢　生草三分　百部七分

玉蝴蝶五分

喉風紅腫热痛惡寒發热
頭脹胸悶宜速透達

桑葉三 旋覆花錢 馬勃七分 玄精石四
白杏仁四 生蛤殼研 甘中黄一 金鎖匙錢
土貝四 二青竹茹三 人中白錢 枇杷葉研

四起

○又欬音閃脈數肺損已甚不宜懈怠

鮮沙參四 黛蛤散卅 蜜炙百部乙

白杏仁四 東瓜子卅 茯苓四

川貝二乙 絲瓜絡二乙 玉蝴蝶三分

代赭石四

足腫漸漸入腹氣急囊腫脈濡
防脹甚增喘
熟附子五錢　赤芍五錢　桂枝三錢後入煎　豬苓五錢　生米仁一兩
延胡索五錢　炙薑皮三錢　澤瀉三錢　陳麥柴一兩
兩頭尖三錢　粉萆薢一兩　防己五錢　五加皮三錢

四十八

寒熱初解兩腿痠耎無力筋絡
痛口乾舌黄嘔泛濕熱逗留風
邪入絡防痿

川石斛四　白夕利四　桑枝膏斗
陳皮一　防風錢　五加皮三　淮牛膝錢
宋半夏三　防己錢　豨薟炒三　伸筋草三
臭梧桐錢　千年健錢

[illegible]瀉止後胸痞不食四肢微冷

宜流利氣機疏化寒濕

蘇梗錢半　只殼錢半　沉香曲三錢　米仁四錢

廣藿梗錢半　陳皮一錢　炙雞金三錢　豬苓三錢

赤苓錢半（桂枝三分仝拌）　法半夏三錢　大腹皮三錢　澤瀉三錢

四九

○痰中帶血得止　欬嗽畏風液少
汗少脈細難治
款冬花一　紫菀二錢　蘇梗一　玉蝴蝶三分
白杏仁三　冬瓜子月　車前子三　生穀芽
象貝四　生甘草節　穭豆衣三

暑風肝陽痰氣升塞莫制通
體麻舌絳脈不揚防厥變毋忽

石決明一兩　旋覆花三錢　煨天麻四分　通草一錢
陳皮一錢　代赭石四錢　川石斛四錢　穭豆衣三錢
京半夏三錢　[illegible]三錢　益元散三錢

五十

痢將兩月，兼則畏熱，多汗易于

腹脹，脈微，絡虛，從脾胃立方

旋覆花錢　川石斛四　淮小麥半　通草二

陳皮　橘絡錢半　橘白一　甘皮三　竹茹錢

白芍錢　生牡蠣錢　扁豆衣三

營分鬱熱成風，筋掣臂痛，眉棱。此係重症，莫忽。

鮮生地兩　石決明兩　白蒺藜四

丹皮三　銀花三　胡麻四

赤芍三　連翹三　豨薟草三

澤瀉三　白茅根兩

卅一

胸悶噁心大便閉腹痛脈濡暑溫
濕滯交阻防厥
紅靈丹一分 玉樞丹三分 俱存湯下

鮮藿梗三 只殼五 滑石四
橘紅一 沉香曲三 豬苓錢半
法半夏三 赤茯苓四 澤瀉三

濕熱困脾，脾失健運，所謂約束不止，小便赤短，脈弦，舌灰黃，脾氣日損，飲食寒暖須加慎。

漂白朮三 范志曲四 紫川朴一錢 車前子四
粉葛根一錢 萊菔英三 大腹皮三 茯苓四
煨木香 扁豆衣三 炒草果仁八分 澤瀉三

丕主

電壽湖北荊宜道陳夔麟方

少腹之下，膀胱之上，橫腫硬木，確係橫痃。景家子龍丸、犀黃丸均出全生集，服之未必得力。刺所腫處，即漸覺抽痛，此蓋膿也。由經胯下注肝腎經脈，痹氣血不達，地處至陰，所以消膿不速，亦一定純陰症也方書有謂潰而不斂是說不確惟刀針斷不宜早用熟透自潰尤為穩妥陽和湯陰症藥也湯中熟地鹿角膠易滯痰涎麻黃姜桂易傷陰分雖然其有相濟功用而夏秋之服究非所宜擬見祇須宣通血脈疏解痰涎以

五十三

續前案

期可消即或已有伏膿亦足以定蔓延
之勢然擬方附減增法候正

全當歸三　絲瓜絡三　炭卷兩
赤芍三　製川甲末錢　粉萆薢兩
土貝去心兩　陳皮乙　川牛膝錢
忍冬藤兩　連翹去三　淡木瓜錢

小金丹 一粒研冲

此紅腫甚痛小便短赤溼化不失所服
清麟丸三錢服此抽痛甚勢在必潰者
非攻托不可去 製衣甲末 加生蓍皮
小金丹 加角針
外膿透頂高而軟速之不能自潰刺破亦無不可

壽

續前方

樹撒敷藥方

血竭四 川貝去心五 乾菖蒲四 蠍子尾三條 木香五

乳香生 沒藥生 大黃二兩 麝香三分

以上九味共為極細末用葱汁白蜜調少許敷腫硬之處

中留一頂以饒膿大乾則去淨再敷如患處僵硬未消

破用下藥熨之 歸尾五 劉寄奴四 王不留行三 桃仁四 元胡索五

乳香四 沒藥四 右七味煎濃熱布絞乾熨溫則再換再熨熨時勿受風

欬逆稍稀，痰味鹹，氣急未平，淨
胸悶依然，胃氣稍强，納仍不多，脈轉
弦滑，舌糙黃，二便少，當守前意。橘絡
以冀豁然應手。生穀芽 生 玉蝴蝶三錢
蘇子三錢 瓜蔞皮半 黛蛤散包 黃芩錢半
旋覆花包 白杏仁去 冬瓜子三錢 黑山梔錢半
代赭石先 象貝母 竹茹二錢三 五錢 枇杷花三錢

病延一候，壯熱以手足心爲甚，頭暈胸悶，

舌垢厚，脈數，大便溏泄滯不暢，煩燥

不寐，此濕溫重症也，昏憒易以反掌。

越鞠丸四錢　藿梗三　白殼　雞蘇散包

橘紅一　青蒿三　竹茹三　硃茯苓三

製半夏　佩蘭三　硃連翹三　澤瀉三

胸悶神倦納少口痰膩脈弦大近
增秋嗽作嘔咽痒當上中兼治

紫菀二　白蒺藜錢　六曲錢　茯苓錢
前胡錢　白杏仁錢　炙雞金錢　枇杷露两
牛蒡子三　生米仁錢　只殼錢

季六

舌尖近腐巨大喉關紅子舌墜
邪化火之性炎上最防音閉變端

大竹葉三　鮮生地（淡豆豉三錢同打）开　銀花四　鮮薔薇露（沖服）开
花粉四　赤芍三　飛中白（包）　鮮蘆根开
知母四　土貝（去心）生　甘中黃二

寒熱頭暈，舌白，喉風腫腐，左耳下便閉，微熱少溫，邪痰熱正屬發越之時，防音啞變端

薄荷一錢　枇杷露一兩　石決明一兩　甘中黃一錢

桑葉三錢　象貝四錢　竹茹三錢　飛中白一錢

白杏仁三錢　知母三錢　連翹三錢　鮮蘆根一兩

五花

寒熱三日頭暈昏者膩嘔心煩悶
便少溲熱短澀痰濕滯多結
乃在轉重之時也

淡豆豉三　陳皮乙
黑山梔錢半　半夏錢半
青蒿三　茯苓〥

只殼錢半　六曲〥
佩蘭三　澤瀉三
連翹三

腹疼攻痛作脹貼脇頭暈嘔惡

金佛花錢
煅瓦楞殼兩
沉香片分
[illegible]殼錢

川楝子錢
延胡索錢
新會皮二錢
宋半夏錢

車前子三錢
代赭石四錢
炙雞內金
大腹皮三錢

五十八

欬稍愈痰較厚脈更滑腰痠肢
痠當先治所急

牛蒡子錢半　桑葉錢半　款冬花錢半　生蛤殼兩
白杏仁三錢　赤芍錢　茯苓錢　代赭石錢
象貝錢　陳皮一錢　竹茹錢半
生谷芽錢

還病發熱已經旬解舌光紅脈
弦數要待寇病深防陡起風波
原金斛三 白蒺藜四 滑石三 茯苓四
桑葉錢 白杏仁三 猪苓錢 扁豆衣四
赤芍錢 象貝四 澤瀉三 石決明开
枇杷露开

五十九

羅府瘡潰筋絡潵損砭不鼻
見功也

鮮生地两　連翹三錢　丹皮三錢
歸鬚錢半　忍冬藤生　紅花絡錢半
赤芍三錢　土貝母　甘草節
生花粉三錢　新貝三錢　地丁草三錢
白茅根两

流痰腫潰正一腹痛氣攻背橫
致痰內外兩病理之不易

全當歸錢
川斷三
絲瓜絡錢
生
海石粉四
海蛤粉絹包三
土貝四
熟麥芽各
炙雞金四
五谷蟲錢
橘白一
茯苓四
通草一
聶壽生三

六十

食下氣，項肋脹，少腹痛，吐痰，膩脈

要務宜下氣疏中

四製香附錢　金沸花錢　沉香曲三　硃茯苓錢

川楝子錢　代赭石錢　青皮錢　澤瀉三

延胡索錢　淡吳萸下　象貝錢　金石斛

鮮佛手錢

對臍痛作痛，下及少腹，上泛起頭暈噁心，泄止，脈弦滑，在三陰。

四製香附錢　延胡索三錢　川萆薢三錢　杜仲三錢
川楝子錢　大腹皮三錢　陳皮二錢　車前子三錢
五靈脂錢　炙雞金三錢　宋半夏錢　川通草二錢
鮮佛手錢　炒麥芽錢

丕一

家氣背寒冷，腸鳴濯濯如囊裹

漿水，波少，痰多，胸悶，脈細，積飲阻

遏中陽，一時不易速效也。

桂枝八分　豬苓錢半　陳皮一錢　炙雞金三錢

白朮錢半　澤瀉錢半　法半夏錢半　大腹皮三錢

茯苓生　車前子包　白芥子一錢　五加皮三錢

痰濕壅阻氣分，氣室升降之機，
以自足腫入腿，少腹脹，夜臥氣升，脈
濡，須速爲解散。

旋覆花錢　新會皮二　五加皮錢　杜赤豆
代赭石四　宋半夏錢　車前子三　胡蘆瓢三
白杏仁四　茯苓四　東瓜皮子各二　沙苑子三

心脘痛〻入脇肋脹及少腹脈左弦右濡延經匝月不解不求速而解散

旋覆花錢 呂先錢 白蒺藜錢 川楝子錢

煅瓦楞粉五 橘紅〻 沉香〻〻 延胡索錢

淡吳萸錢 法半夏錢 山查炭三〻 車前子三〻

痃瘕痛纏過兩旬兼咳嗽胸悶嘔
心腹痛脹要消散作寒作熱溫邪
再擾溫所色化達而肅

蔞殼五
紫菀二　只殼錢半　前胡錢半　赤苓三
白杏仁四　陳皮一　牛蒡子錢半　澤瀉二三
象貝四　赤芍三　白蒺藜四　烏藥錢半

叁

水果傷胃，引動痰涎，脈弦右不暢，

左手肢作麻，宜守前意增損。

全當歸一錢　新會皮二　淡蓯蓉三　豨薟丸三（吞服一）

赤芍一錢　益智仁錢半　生米仁四　炙雞金三

白蒺藜四　川斛三　絲瓜絡錢半　炒谷芽半

積飲作吐，筋骨傾痠，大便艱塞。

脈弦，宜導滑下行。

蘇子錢　白芥子二錢　萊菔子三錢

淡吳萸三分　茯苓生　製半夏二錢　炒穀芽生

白杏仁泥四　金沸草四　陳皮一錢

豬苓三錢　澤瀉二錢

寧壽

往來寒热脉反细而弱中脘阻
塞延防转重 鮮佛手錢
大豆卷三 吳萸錢 白蔻仁五分打冲 猪苓錢
藿梗三 橘紅二 沉香曲三 澤瀉錢
赤苓三 法半夏錢 萊卜子三 鮮佩蘭三

爛喉風大勢較退，紅腫均甚，此係風火險症，當從視

桑葉三　薄荷葉　白杏仁明　甘中黃一

牛蒡子三　連翹三明　象貝明　飛中明

赤芍三　白山梔　竹葉三　馬勃五分

經來少而卽止，胸悶胃寒且痛，

痰腫畢消，當續療治之。

桑葉三　紫菀二　丹參三　蘇子一錢

白杏仁四　牛蒡子三　茺蔚子四　海浮石三

象貝四　白蒺藜四　元明粉錢

生穀芽米　絲瓜絡錢

氣痛少腹左脇上痛大便燥結
心中熱氣不舒暢防乳塊成癰
旋覆花三錢　連翹三錢　烏藥三錢　全瓜蔞四錢
煅瓦楞粉兩　赤芍三錢　廣鬱金二錢　黑山梔三錢
土貝母　小青皮三錢　絲瓜絡三錢
生麥芽半

卒六

小溲窒塞下血治在陰分

西洋參一　川柏錢　墨旱蓮二　丹皮錢

鮮生地兵　知母錢　黑山梔二　蒲黃炭錢

元參二　甘草梢錢　天花粉二

硃燈芯三分

表邪便閉稍有頭風溫聲意轉重可懼

桑葉錢半　蔓荊子三錢　牛蒡子三錢　荊芥四錢

杏仁泥四錢　只殼錢半　赤苓三錢　象貝四錢

秦艽三錢　香丁炭三錢　澤瀉三錢　元明粉錢半

枇杷露兩溫服

意

兩候脈數不暢，糊語，少寐，口乾，苔黃垢，濕溫重症，昏陷可危。

上川連五分　杏仁泥三錢　紫貝齒五錢　滑石四錢

桑葉三錢　只殼五分　硃茯神三錢　澤瀉三錢

丹皮錢半　竹茹三錢　硃連翹三錢　淡芩錢半

鮮蘆根尺

自日前滴滴失血，咽痒，脉弦，渐增咳嗽。

鲜生地一两　仙鹤草三钱　生甘草五分　藕节炭

墨旱莲三钱　参三七一钱　牛膝炭三钱　丝瓜络三钱

熟女贞三钱　十灰丸三钱　元参三钱

恋八

欬嗽兩月飯後痰中帶血脈數弦

憂損理之不易

鮮沙參四　地骨皮三錢　黛蛤散三錢　鮮蘆根三錢

川貝四　生甘草八分　鮮竹茹三錢　枇杷露三錢

桑白皮三錢　冬瓜子三錢　絲瓜絡三錢　煨石羔三

左頷癰日久轉爲骨槽風病

根深遠不易奏功

桑葉三錢　歸稍三錢　銀花錢　馬勃八分

秦艽三錢　穿甲末八分　石決明兩　赤芍三錢

白蒺藜錢　土貝母　殭蠶三錢　澤瀉三錢

小金丹一粒

上午九

便溏久不愈近增腹痛嘔噁足腫
脈弱肝脾交困氣不化濕所致
漂白朮錢　橘紅一錢　大腹皮三錢　豬苓錢
廣木香一錢　法半夏錢　炙雞金二錢　澤瀉錢
資生丸三錢　茯苓錢　陳佛手二錢　杜仲錢
炒穀芽錢　陳麥柴三錢

腹滿脹痛猪金氣機升塞不發
平通之頭痛逢痛逗兩服之法

桑葉三　煅瓦楞粉开　宋半夏三　大腹皮三三
白蒺藜兩　代赭石兩　白杏仁兩　生雞金三三
赤芍三　只壳三　陳皮三　五加皮
車前子兩　陳麥柴三

五十

。欬嗽漸淨，大便不實，且守前意增損。

鮮沙參 錢　白杏仁 錢　川貝 二錢

桑白皮 錢　地骨皮 錢　生甘草 三分　絲瓜絡 錢

墨旱蓮 二錢　參三七 研粉沖服 七分　仙鶴草 錢

黛蛤散 錢　東瓜子 錢　藕節 錢

顧西疇方案不分卷

〔清〕顧文烜撰

清抄本

顧西疇方案不分卷

本書爲顧西疇弟子記録顧氏平時看診的臨診方案。顧文烜，字雨田，號西疇，清代吴縣（今江蘇蘇州）人，居蘇州南城下，乾隆中葉爲人治病，聞名遐邇。顧氏治病善用凉藥，曹仁伯先生稱其爲『凉手』，且云：『雨田先生善用凉藥，非無用温處，用至七分止矣。』顧氏自己也説：『一分熱邪不除，便爲不了之病，易戕正氣。』（《城南醫案·引言》）他對時證及雜證的治療均有獨到之處。本書載温病及内科病證醫案四百餘則，涉及發熱、咳喘、失血、腹脹、嘔吐、泄瀉、瘧疾、腹痛、頭痛、虚勞、脅痛、遺滑、暈厥、肝風、痰飲痞塊、淋證等病證。每案簡要記録病機、症狀、治法、方藥等，是臨證脉案的原始記録，可資參考。

西疇遺稾

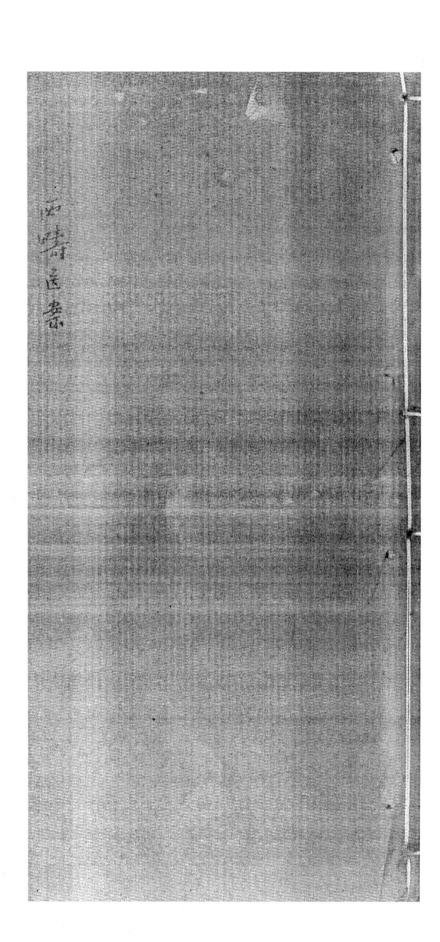

橘紅

劳倦感邪發热數日不已頭身尚痛病雖多日邪氣未解

慮其舌乾液涸、

青蒿　蘆根　知母　花粉　薄荷　小生地

發热面赤油光腰痛正氣内虛邪氣外襲此非輕證、

薄荷　淡豉　甘草　連翹　蔥白　廣皮

°濕热傷中便血腹痛惡寒吐酸此非輕證、

白芍　茯苓　地榆　廣皮　吴萸　黄芩

炒粳米

風火久留肺中欬嗽上氣經月不愈脉数色赤急宜滋解不致肺傷成損、

阿膠　杏仁　兜鈴　炙草　牛蒡　糯米　蘆根

桑皮　骨皮

風熱久蓄腦髓發爲鼻淵五年不愈此壅病也壅則宜通不通則不治、

犀角　川芎　蒼耳　鬱金　黄芩　杏仁

血上下溢而便堅痰稠此中氣虛而有熱也、

生地　白术　白芍　炙草　茯苓　石斛　知母

柿餅灰　象貝母

寒熱無期中脘少腹逆痛此肝藏之鬱也鬱極則發爲寒熱頭不痛非外感也擬方以逍遙散治之、

白芍　當歸　茯苓　炙草　柴胡　廣皮　丹皮

厥病多屬肝家發則口噤骱強握固退則頭痛惡心身痛吐涎其爲肝風鼓動脾飲無疑

白术　白芍　當歸　茯苓　炙草　廣皮　何首烏

羚羊角　白蒺　半夏

胃弱不能食惡濶腥臭肺腎陰虧吸氣不深口乾晡热宜先和養胃氣俟能食不嘔然後再商他治、

人參　半夏　麦冬　茯苓　粳米　枇杷葉　石斛

廣皮

液聚成痰氣逆欲嘔宜先和胃々和然後治欬血

半夏　茯苓　廣皮　鬱金　白芍　枇杷葉

調達肝脾

白朮　當歸　茯苓　炙草　柴胡　白芍　丹皮

廣皮

舌乾而黑，身熱脈促，痰多氣喘，溫邪入肺，危重之症、

蘆根　花粉　石斛　川貝母　牛蒡　知母

病勢不減，神識不迷，尚在險中、

鬱金　連翹　蘆根　竹葉　通草　廣皮

肺腎內虛，欬嗽，腰膝無力

川石斛　玉竹　茯苓　牛膝　當歸　白芍　川貝母　炙草

兩手寸脉浮大，關尺小沉，氣上而不下，喘欬多痰，腎肝之氣上衝于肺，宜以腎氣丸補而導之。

熟地　萸肉　山茱　茯苓　丹皮　澤瀉　車前　牛膝　肉桂　附子

腎虛内熱，溺赤

生地　丹皮　茯苓　甘草　阿膠　血餘　木通

淡竹葉　燈心

病後欬喘脇痛寒熱漸成怠（勞）難治

蘆根　杏仁　貝母　廣皮　茯苓　炙草

食後困倦病屬脾家善恐色青脾病則肝強也

焦术　茯苓　廣皮　當歸　炙草　柴胡　白芍

丹皮　神麯　香附

瘧邪挾飲留伏中脘痛嘔脹悶治之非易

柴胡　枳实　半夏　茯苓　香附　廣皮　赤芍

土瓜萎

寒熱耳聾胸滿脉弦而數病在少陽法必和解、

半夏　黄芩　廣皮　枳殻　柴胡　桔梗　生姜

大棗　炙草

大便素溏而反實濕不得行聚而生熱面黄脉濡腹痛溺

赤宜健脾利濕清熱、

蒼术　厚朴　廣皮　防己　神麯　木通　茯苓

澤瀉

勞憂傷中〻氣不運不能食〻則脹痛發熱至瀉乃已食入復然形瘦而脉虛急宜和養中氣雖有欬喘不暇及也

人參　白芍　炙草　茯苓　石斛　廣皮　穀芽

木瓜

濕熱鬱滯病成黃癉肝氣上逆則咽酸脾氣上嘔溢則口乾此非高年所宜、

川連　吳萸　淡豉　山梔　茯苓　茵蔯　木通

廣皮

○血虛氣鬱客邪從之寒热脘滿而脉小弦不可攻發惟宜和養、
當歸　柴胡　炙草　白芍　丹皮　廣皮　桂枝　茯苓

○瘧病欬喘口乾面浮足腫、
柴胡　前胡　杏仁　桔梗　炙草　廣皮　花粉　桑皮

瘧後脉弦数不和胃氣虛热食少無味宜甘辛平味和之

川石斛　茯苓　廣皮　木瓜　粳米　半夏麯

欬而咽痛脉数至晚寒热夜間曾经失血病屬虚劳治之之非易

生地　當歸　白芍　丹皮　炙草　牛膝　丹参

茺蔚　香附

病後大便溏而不快脾與大腸之氣不健也

焦术　茯苓　益智　厚朴　陳皮　炙草

久欬脉数便溏漸热病成虚劳難治

白芍　炙草　茯苓　石斛　山茱　米仁　广皮
蓮肉
淋濁口乾腰痛食少脉数陰虧内热法宜滋清
小生地　丹皮　茯苓　草薢　山茱　益智　甘草
白芍
脉弦数時有失血每發必兼外感寒热盖火動招風之火
相扇血為之溢也宜壮水制火火平則風熄矣
六味丸早服　補心丹夜服

陰虧者氣多上浮故見欬喘夜熱口乾等症然非病後所宜

恐漸成弱症也

生地　丹皮　白芍　炙草　茯苓　鱉甲　知母

牛膝

口乾欬嗽飢而不能食食則惡心此胃有火也

蘆根　竹茹　半夏　茯苓　廣皮　穀芽　麦冬

木瓜

久病不能食而痰多殊非所宜

二賢散每服一二匙開水冲服人參湯亦可

吐°血不足慮所慮者欬而嘔不能食再脉得數大時有火升此腎虛而兼胃弱治之非易

人參　半夏　麦冬　茯苓　廣皮　枇杷葉　木瓜

粳米

欬°嗽失血脉得小數此陰虛也治在下焦

六味湯加　北五味　杞子　牛膝

久欬頭暈脚弱

六味湯加北五味

濕熱在裏風寒在表

荆芥　前胡　枳殼　桔梗　厚朴　陳皮

神麯　澤瀉

濕熱浸淫營衛虛裏雖去大故亦恐淹纏

生地　茅朮　當歸　茯苓　廣皮　炒栢　炙草

丹皮

食後胸背痞塞作脹噫氣不得此陽氣不通宜辛溫以通

之

乾姜　半夏　桂枝　茯苓　炙草　草蔻

盜汗多屬陰虧耳鳴亦因火浮行動氣促夜不得卧病在心腎宜從補養

生地　丹皮　茯神　地骨皮　棗仁　丹參　川石斛　栢子仁　白芍　炙草

脾脈濡弱色黄氣促素有血痔近復舉發血去過多口乾膝弱善怒病在脾而肝乘之也

焦朮　白芍　炙草　炮姜　灶下黄土　生地　當
歸・川附子

脾陽不運腹脹至夜則甚治以辛溫
厚朴　乾姜　半夏　廣皮　炙草　茯苓　茅朮
椒目

陰虧内熱心煩咽燥口乾便血脉小數
生地　山梔　丹皮　知母　白芍　甘草　秦艽
黄芩

失血後最忌欬嗽聲啞脉數更非所宜

阿膠 牛蒡 南參 甘草 杏仁 兜鈴 貝母

糯米

久欬見血脇痛脉細

小生地 丹皮 當歸 白芍 炙草 牛膝 茺蔚

貝母

病後肝不調脾不運食後作脹胸脇痛氣逆善怒脉弱而

清濇宜健脾調肝

製何首　丹皮　茯苓　虔皮　當歸　白芍　益智
仁　枸杞　炙草
腎虛陽弱不化二便利（不）足冷膝弱病關根本而非小恙也
濟生腎氣丸每服三錢空心淡鹽湯送下
肝氣鬱結成聚伏于心下尅制脾土所以食入不運脈弦
不和宜早圖之
香附　神麯　川連　吳萸　乾姜　半夏　枳殼（實）
炙草　赤芍

先天不足復感客邪寒熱體疫宜先以輕劑解之

玉竹　杏仁　薄荷　秦艽　炙草　連翹　淡豉

山梔

右脈結而不舒食不減肢臭常有夢泄病在脾胃氣機不不健宜以暢健中焦為佳

白术　茯苓　益智　石菖蒲　廣皮　木瓜　遠志

炙草

脈弦勁肝之亢也胃受其制氣痺而血滯時復舒泛為悶

爲嘔調肝和胃乃正法也

當歸　白芍　查核　茯苓　木瓜　橘葉

經行過多脉麻頭暈心悸法宜補固但獲腹尚痛耳

阿膠　白芍　歸身　炙艸　炒蒲黄　炙附　生地

蘄艾

熱退脉仍數

玉竹　杏仁　石斛　丹皮　小生地　炙草　知母

右尺獨陷真氣不能薰蒸中土是以噫氣嘈雜醋以心腹

嗔宜溫養不宜攻削
沙苑　兔絲餅　茯苓　石斛　吴萸　山茱
久欬見血脉弦数難愈
小生地　丹皮　川石斛　甘草　白芍　貝母　元
參　牛膝
寒已而熱汗出則退至時復此（作）瘧病也但發于冬时而又
氣逆不食咽痛脉数病涉根本殊非輕候
土瓜蔞　半夏　黄芩　土貝　紫菀　廣皮　桔梗

炙草

脈數欬嗽食少便溏至晚寒熱病成虚劳难治

熟地四兩　山藥三兩　丹皮一兩半　茯苓一兩半　杞子二兩　牛膝二兩　北五味一兩半　萸肉二兩　澤瀉一兩半　杜仲二兩　蜜丸

淡鹽湯下

飢飽勞倦內傷脾氣不能健運食入輒脹不宜攻削惟宜和養

焦术　茯苓　廣皮　炙草　厚朴　益智　木瓜

神麯　乾葛

脾家濕熱下流溺濁色白治在中焦

茅术　厚朴　陳皮　炙草　茯苓　澤瀉　黄柏

砂仁

脉濇小食入艱運右脇按之痛病在脾而成于肝也

資生丸每服一丸食遠細嚼開水送下

瘧後脇下痞積不消下連小腹作脹此肝邪也宜以法和之

人參　半夏　紫石　炙草　牡蠣　青皮　桃仁
茯苓　生姜　茯苓

又。欬血逆咽痛脉数病成虚劳难治

熟地　山萸　茯苓　萸肉　丹皮　泽泻　麦冬
五味

邪氣内陥脾肺胸満腹脹氣促声低口乾便溏溺赤真氣已衰邪氣難攻治之非易

紫菀　厚朴　茯苓　米仁　木通　陳皮　木瓜

炙草

胸背經絡相引而痛宜通氣和血

川桂枝　當歸　炙草　白芍　紅花　枳殼　秦艽

陳皮

食入不消朝食暮吐

半夏　粳米　木瓜　橘紅　茯苓　炙草　益智仁

吴萸

久欬脉細痛引經絡氣衝聲怯病亦深矣

生地　當歸　白芍　丹皮　炙艸　元參　川貝
牛膝

臨月下到利面浮足腫小腹滿小便少此寒濕也病在太陰

藕梗　厚朴　茯苓　炙草　陳皮　白芍　澤瀉
木瓜　乾姜

病後脉弦口乾食入不運

首烏　當歸　陳皮　半麯　石斛　丹皮　白芍

炙草　山梔

咳欬口乾咽痛陰分本虧而便溏腹滿中土復弱脾肺兩
調於法爲合

白芍　炙草　茯苓　元參　米仁　新會皮　川石
斛　丹參　北沙參

年高氣衰易感客邪得汗則邪却而正安和養正氣自當
無恙

川石斛　茯苓　廣皮　穀芽　杏仁　蘆根

内热外寒咽痛糜舌辣常有恶寒
元参　連翹　桔梗　甘草　荆芥　杏仁　淡豉
山梔
脉弦勁肝病也侮肺則嗆侵脾則脹宜逍遥散
焦术　當歸　白芍　炙草　茯苓　廣皮　丹皮
山梔　薄荷
既傷于陰復傷于陽久欬咽痛失音而便溏足腫脉寸数
而尺小病深氣極難爲力矣

熟地　山萸　茯苓　萸肉　澤瀉　丹皮　五味

肝屬風木其性喜衝逆其變動爲振摇强直其治宜柔肝息風

小生地　羚羊角　鈎藤　天麻　當歸　茯苓　栢子仁　小麦　阿膠　白蔾

腹中積聚攻之不易消補之則益甚惟宜和養而已

川楝　當歸　延胡　茯苓　炙草　木瓜　桂枝

白芍　青皮　吴萸

面目四肢胸腹俱腫脉沉不能食風濕相搏危證矣

麻黄　防風己　杏仁　苓皮　米仁　厚朴

久欬肉脱脉虚食少痰多難治

川石斛　川貝母　炙草　麦冬　粳米　茯苓　廣皮

下虚上实宜治其下勿清其上真氣歸原痰热自降

用十味腎氣丸

肝經液聚氣凝為項間痰核病雖在外而貝本在内慎勿攻之恐攻則甚（極）矣

首烏 牡蠣 大貝 當歸 白芍 丹皮 牛膝

生地 甘草

脉数不柔口乾胸脇板实不舒皮中常起小塊硬痛不消

此氣滯不行血少不流而其火從内結治之非易

當歸 丹皮 生地 貝母 鬱金 天麻 阿膠

茯苓

此陰虧陽之浮證也宜以補降爲法俟陽静氣寧始可言

恙近日更感微邪然未可以暴發之恐浮陽因之愆上耳

六味丸安服三錢空心淡鹽湯下

久欬便溏腹滿脾肺同病已屬難治況脉数口乾潮热陰分亦復不足耶

白芍　炙草　米仁　廣皮　茯苓　扁豆　蓮肉　小米

脉数咳嗽食少便溏多過熱内積傷脾衝肺防成弱疾

米仁　杏仁　蘆根　南沙参　茯苓　桑皮　骨皮　炙草

大驚猝恐損傷心動汗出頭眩脚弱脉虛病屬神志治之不易

栢子仁　茯神　半夏　炙草　遠志　竹茹　小麦　棗仁

陽弱氣少液枯所以脱肛便難足冷以温補而兼潤養可也

熟地　當歸　杞子　肉蓯蓉　熟附子　巴戟天

牛膝　白芍

中虛便血肝陽化風頭眩脉右反弦
生地 丹皮 鬱金 牛膝 藕汁 茺蔚子 山漆
丹參

陰虛陽浮勞怯已成
生地 丹皮 青蒿 鱉甲 牛膝 白芍 炙艸
秦艽

時邪壅閉耳聾口乾欬嗽發熱由汗出不徹故也
蘆根 杏仁 知母 花粉 桔梗 枳殼 竹葉

咳嗽失血過多左脇筋急不柔法宜柔養徵畫通滯

阿膠　生地　白芍　丹皮　山漆　牛膝

臟氣不和遞相揺受病謬歷更而中氣大傷矣色瘦脉衰

職是故也此時當以和養中氣爲交要餘症佐可也

白芍　炙草　茯苓　扁豆　益智　木瓜　吴萸

廣皮　粳米

寒熱脉數口乾耳聾病屬肝勞治之不易

生地　當歸　白芍　青蒿　銀花　炙草　鱉甲

茺蔚子　丹皮

經斷痰厥咳嗽乾嘔脉虛小真氣不足防成虛損

當歸　丹皮　牛膝　茺蔚　白芍　香附　丹參

廣皮　蘄艾

臍左有塊攻逆作痛經脉不調飲食減少肢麻

香附　川芎　神麯　當歸　丹皮　赤芍　炙艸

枳實

脾虛生濕真氣不運經絡壅滯肌膚閉塞宜補中去濕

生白术　茯苓　天麻　半夏　橘红　茅术　甘草
秦艽

溫邪傷肺惱怒傷肝擬以葦古潭法加減和肝清肺

土瓜婁　红花　甘草　杏仁　桃仁　蘆根

脉滑歇止兩臂麻痺兩腿耎弱是血少不流氣弱不充宜

和養營衛

黄芪　當歸　桂枝　白芍　炙草　牛膝　杜仲

天麻　首何烏　生姜　大棗

心下痞按之硬勞動則上逆而嘔外腎腫大而冷得溫則散是上有寒飲而下爲寒疝也法宜溫之

生白朮　附子　茯苓　楜目　乾姜　肉桂　白芍
橘紅

陰虧陽浮宜補水不宜清火

熟地　龜板　山藥　茯苓　杞子　萸肉　丹皮
天冬

上嘔下瀉得勞則發治在中焦

白术　茯苓　乾姜　炙甘　半夏　廣皮

脐下痛氣急脉虚是肝腎虚寒也

桂枝　白芍　炙草　附子　吴萸　查核　木瓜

川楝子

脉小數口乾咽痒火升氣阻食少時自煩躁卧則肢骸不舒此陰不足陽不運宜兩調之

生地　栢子仁　茯神　炙草　元參　丹皮　遠志

廣皮　小麦　南沙參　棗

久病寒热轉爲中滿令且食入欲嘔脾胃肝三經俱病處其日以滋深致成皷脹則難爲力矣

生白术　厚朴　茯苓　澤瀉　廣皮　荳蔻　乾姜　半夏

脇右積氣挟飲攻逆作痛得後与氣快然久衰此不可攻之健養中氣令其自化爲佳

白术　茯苓　廣皮　炙草　厚朴　半夏　石菖蒲　枳目

脉虛帶數兩膝先臾後腫按之瘦熱不能屈伸皿濕熱乘隙之虛久則成鶴膝風證宜早圖之

生地　丹皮　牛膝　萆薢　米仁　茯苓　萸肉

澤瀉　山茱　木瓜

腰背痛睪丸腫口乾食少

熟地　山茱　丹皮　澤瀉　萸肉　牛膝　車前

茴香　杜仲

欬而嘔便溏脚弱行動氣促脉虛食少病涉根本非小恙

也

半夏　麦冬　茯苓　粳米　人參　川斛　南棗

枇杷葉

下利裏急利後暫寬而仍急脹腹寬熱口乾作甜此腸中有積熱不去故也

白芍　茯苓　製軍　枳殼　炙草　當歸

木旺乘土土氣不宣痰涎徙從鬱聚傳遶經絡故有頭旋脚弱等症有似虛象實未可補法也

首烏　白蒺　茯苓　半夏　橘红　鉤藤　米仁
木瓜　炙草

肝胃之氣逆而不降嘔吸並至面赤足冷氣喘急宜順降
須防厥逆
半夏　茯苓　代赭　旋覆　白茅花　枇杷葉

齒痛腹滿似屬兩途診脉寸口溢出魚際而兩尺細小无
力此不是真陰火上浮土失其溫齒受其灼而然補納陰
火兩痛當愈

十腎味氣丸每服三錢

濁在溺前而無痛澀宜補固腎氣

熟地　山茱　茯苓　牡蠣　蓮肉　萸肉　丹皮

澤瀉

痺弱雖減而脉遲不及五至宜助陽氣以通之

以桂枝　附子　當歸　白芍　炙草　黃芪　牛膝

天麻　秦艽　首烏

色黃腸悶氣促便黑如漆此濕熱內著血分之故

鬱金　枳實　丹皮　當歸　旋覆　新絳　葱青

降氣

氣喘胸中痞塞當有痰在上焦宜通肺氣

紫菀　厚朴　茯苓　杏仁　鬱金　橘紅

脉細數欬嗽見血便溏潮熱此虛勞之漸也宜謹調之

白芍　炙草　丹皮　貝母　米仁　茯苓　山藥

扁豆　石斛

久欬右寸關洪口乾膈悶此痰火相搏病在肺胃

上〇 瓜蔞　杏仁　連翹　桑皮　橘紅　骨皮　炙草

南參

頭〇脹齦腫口乾鼻塞脉歇止肝胃火逆而正氣不足難治

羚羊角　鈎藤　石斛　知母　丹皮　茯苓　生地

甘草

中痛得食則已按之亦已此虛也宜補養不宜攻削

桂枝　茯苓　白芍　吴萸　大棗　半夏　粳米

色〇萎脉小中虛挾濕便血食少宜戒飲和脾胃

生地　茅术　炮姜　炙草　赤小豆　白芍　當歸
茯苓　廣皮
脉濇不達飢虛不能食〻入則脹时自氣逆脇痛耳鳴經
脉先期此中氣不足肝氣不和病關情志最難調治
當歸　白芍　山梔　丹皮　白蒺　茯苓　香附
茺蔚　牡蠣
陽氣本虧復感寒邪食入不運痞塞脇痛足膝惡冷時
吐涎法宜溫通

桂枝 半夏 茯苓 粳米 附子 白芍 當歸
炙草 吳萸

脾家濕聚痰生流注四肢或麻痺耎弱肉食牛肉入水浴得之治在中焦

白朮 茅朮 茯苓 半夏 橘紅 炙草

咯血脇痛頂下有核脈數惡熱咽痛便溏此肝火乘脾侮肺之證反能食者脾求助于食而又不能勝之則疼脹耳治在制肝益脾

白芍　炙草　茯苓　木瓜　以速　益智　米蝦
生地

瘧後口乾便燥宜養陰氣
首烏　當歸　白芍　炙草　茯苓　廣皮　丹皮

陰氣不充虛陽作熱欬嗽吐涎年過二七天癸不至病屬
童勞難治
生地　丹皮　當歸　青蒿　鱉甲　牛膝　炙草
丹參

陰虛陽浮乾嗆耳不聰足乏力溺有餘瀝治在下焦

熟地　山茱　萸肉　丹皮　茯苓　北五味　菟絲餅　麦冬　芡实

脉濇小陰不足也肺燥欬喘咽中生嗆不能食難治

阿膠　象貝　生地　雞子黄　炙草　麦冬　元参　生地

頭眩脚弱中虛風動痰凝類中之漸也

半夏　白芍　天麻　茯苓　鈎藤　炙草　橘红

唯酒後脾虛氣喘引輕疟也

石斛　茯苓　廣皮　粳米　炙草　白芍

病後腹痛瀉泄寒熱

厚朴　炙草　粃切　白芍　茯苓　廣皮　黃芩

生姜

陰虧陽擾臥則汗出躁煩脉大稍勁

生地　白芍　茯神　小麥　炙草　麥冬　大棗

骨皮　元參　棗仁

食減便溏病在脾胃

神麯　木瓜　澤瀉　益智　穀芽　廣皮　茯苓

砂仁

欬止復作脉数少減寒煖飲食最要小心

阿膠　杏仁　牛蒡　炙草　糯米　兜鈴　象貝

腎陰不足而肺肝多鬱上有凝聚之痰下無關固之能

虛小而数食減形瘦虛勞已成難治

何首烏　川貝　牡蠣　甘草　茯苓　丹皮

肝逆氣沖上盛下虛情志之病須放下一切静坐寧心所以補降之藥佐之

熟地　萸肉　山茱　丹皮　茯苓　牡蠣　澤瀉　磁石　牛膝　五味

欬而喘肩背及環跳穴痛脉数而小肺肝腎三之家病頗難調治

熟地　當歸　炙草　山茱　牛膝　杜仲

中脘痛脹得食則已脉虛不鼓當從温養

厚朴 茯苓 乾姜 粳米 炙草 白芍 廣皮

喉间结痰

杏仁 象貝 瓜蔞 甘艸 連翹 桔梗 半夏

枳殻

壯。年類中乃平素勞倦積傷所致治与和理痰氣

炒半夏 茯苓 鈎藤 橘红 天麻 遠志 石菖

蒲 炙艸

時邪旧病相合為瘧解表和裏不容或緩矣

厚朴 藿梗 神麯 木瓜 滑石 淡竹葉

○臂痛氣喘不能食

當歸 白芍 黄芪 川桂枝 炙草 茯苓 廣皮

生姜 大棗

湿热成痺浸淫手足病名肢痺

羚羊角 犀角 升麻 黄芩 甘草 赤芍 小生地 川連翹 枳殻

芤脉濡先便後血病在脾家宜黄土湯

白术　阿膠　炙草　附子　黄芩　黄土　白芍

生地

痰熱相結咽喉不利

牛蒡　桔梗　甘草　元參　山梔　犀角　象貝

瓜蔞

病後食不運

石斛　茯苓　廣皮　炙草　穀芽　木瓜　神麯

脉数稍減而虛象有加身熱稍緩而欬嗽不去病却依然

目下猶可言差也　定凡方

人參　熟地　茯苓　天冬　茯神　生地　麦冬

當歸　白芍　丹皮　牛膝　龜板　杞子　河車

肝脾氣血俱鬱

白术　枳实　炙草　延胡　香附　桃仁　赤芍

咳嗽脉虚数口乾脇痛防成劳症

阿膠　杏仁　象貝　兜鈴　麦冬　玉竹　糯米

炙草

汗出热不退宜清其中
芪參　杏仁　連翹　甘菊　山梔　木通　甘草
厚朴
咽痛聲啞有肺損肺閉之分所謂金破則不鳴金实亦不鳴也茲病從外感風热而来當閉治斂補均非所宜所慮者邪氣不外出而内併耳
桔梗　杏仁　象貝　牛蒡　元參　甘草　阿膠
粳米

腎虛氣喘宜先固本

腎氣丸每服三錢空心淡鹽湯送下

三瘧欬嗽脉濇色晦邪鬱不達

何首烏 杏仁 知母 象貝 炙草 桔梗 桂枝

茯苓

頭角痛惡風少食

甘菊 川芎 茯苓 鈎藤 廣皮 细茶 甘草

天麻

發熱欬嗽不能食陰弱陽浮法宜滋降

小生地　元參　甘草　象貝　鱉甲　川斛　青蒿

骨皮

血去陰虧虛故發熱溺澁

熟地　山茱萸肉　丹皮　茯苓　澤瀉　牡蠣

龜板

脉大口乾脇痛見血宜調肝清心

生地　丹皮　茺蔚子　白芍　元參　知母　甘草

脉弱數欬嗆見血脇痛膝奥宜先養陰氣
人参 熟地 山茱 炙草 五味子 茯神 牛膝
童便 牡蠣 阿膠

劳倦感寒
薄荷 秦艽 陳皮 防風 天麻 枳殼 炙草

欬而咽陰不足而内火動也惡心不能食宜先治胃
石斛 茯苓 廣皮 粳米 竹茹 象貝 杏仁

中痛有積泄瀉

藿梗　半夏　厚朴　廣皮　神麯　澤瀉　木瓜
麦冬芽

夜热脉虚数形瘦欬嗽虚損之漸也
生地　青蒿　鱉甲　炙草　丹皮　白芍　石斛
茯苓　廣皮

身半以上痛引肩臂風濕在手太陰之分故行動則氣促
不舒胸膺高起治在經络
以活络丹治之

○心腎交虛瘀涎肉生附肘復見血宜以六味治腎以補心
丹養心使水火相見則愈　補心丹方
生地　麦冬　川連　人參　茯神　茯苓　橘紅
石菖蒲　遠志　甘草　元參　丹皮　栢子仁
脉尚數胃不和而有热也
人參　石斛　茯苓　神麴　烏梅　陳皮　麦芽
兩耳暴聾兩寸浮大風火在上治宜清通
薄荷　連翹　黄芩　木通　桔梗　甘草　杏仁

五更溏瀉腹鳴足腫脉反拮大真氣衰病氣盛非細故也
朮炙 肉果 補骨脂 吴茱萸 五味 茯苓 芡
絲餅

久欬脉弱數口乾脇痛
白芍 當歸 炙草 陳皮 石斛 桑皮 骨皮
玉竹

氣陷于下呼吸不利欬逆多痰病在肺胃
桔梗 紫菀 杏仁 炙草 當歸 蒡子

尺脈弱甚腰膝少力足心麻痺溺有餘瀝病在根本宜補
下焦

熟地　山茱　杞子　五味　肉蓯蓉　菟絲子　萸

肉　茯苓　後加丹皮　天冬

胸痞寬悶但體倦少力

半夏　茯苓　杏仁　炙草　桑皮　米仁　廣皮

粳米　乾姜　紫菀

面目四肢浮腫陰囊腫大濕勝于表宜疎利之

茅术 茯苓皮 澤瀉 防風己 陳皮 豬苓 腹皮

脾陽不運食則脹滿腎陽不足咽乾脉数宜以資生治脾以六味治腎茲先倣凝神法作湯液飲之

川石斛 麦门冬 茯神 穀芽 木瓜 廣皮

咳減脉尚数

阿膠 杏仁 兜鈴 炙草 象貝 玉竹 石斛 粳米

脉沉鼓而数頭暈脘满行則喘急足跟痛此痰熱挾肝氣行乎上雞峯所云痰熱相感而風動宜早圖之

羚羊角　鈎藤　半夏　茯苓　炙草　枳實　橘紅

脉虛細素有脾泄今復艱澁身痛腰痠惡寒喜煖飲食少而善怒此胃氣腎陽並皆虛少古方養營丸庶得陽陰兼補之妙至於胃弱痰多宜以六君子湯治之

人參　熟地　黄芪　白术　白芍　當歸　遠志

炙艸　肉桂　廣皮　茯神　北五味

脾虛濕熱

茅朮　茯苓　廣皮　厚朴　炙艸　益智　神麯

乾葛　澤瀉

肝陽化風逆行脾胃之分胃液成痰流走肝胆之絡左脇麻痺心膈痞悶所由來也而風火性皆上行故又有火升氣逆鼻衄等證此得之飢飽勞脊積久而成非朝一夕之故治法清肝之火健脾之氣亦非旦夕可圖也

羚羊角　半夏　茯苓　廣皮　天麻　白朮　甘艸

麦冬　枳实

吐血之後繼以便血陰脉大傷諸経失養風燥内生是有肢骵腰膝痠痛口乾食少等證治宜甘涼辛潤之劑養液熄風

生地　當歸　黒豆　甘草　山茱　白蒺　獨活

寄生　白芍　川斷

兩脇少腹多屬厥陰之部風邪乗之氣血不通則痛是當通厥陰之絡不宜損陽明之府營衛有傷斯甚矣

以楝子　木瓜　吴萸　橘葉　炙草　當歸　枳殼
桃仁

血氣不足內熱口乾脇痛欬痰脉虛濇
當歸　丹參　白芍　炙草　秦艽　象貝　杏仁
橘紅

陰弱陽盛陽王動宜以靜勝之
熟地　龜板　天冬　牡蠣　杞子　山萸　茯苓
北五味

時邪傷中

藿香　厚朴　廣皮　木瓜　澤瀉　赤苓　炒查

神麯

眩暈已減足跟尚痛診得兩尺獨弱是腎陰不足之故也

熟地　山藥　丹皮　茯苓　澤瀉　萸肉　知母

麦柏　白蒺　金斛

肺虛易受風邪多嚏身覺拱宜益肺清邪

玉竹　杏仁　炙草　茯苓　糯米　阿膠

心熱而脾濕流行下焦溺濁赤白宜導赤散加減

小生地　丹皮　木通　甘草　淡竹葉　灯心　血餘　茯神

腰痛腹滿便溏頭脹惡風

當歸　白芍　杜仲　川斷　牛膝　丹參　茯苓

廣皮　炙草

面黃心下痛滿食則痛

再造丸八服每服一錢米飲送下日二

心下痞食則脹

半夏　旋覆　炙草　廣皮　生姜　乾姜　草蔻

陽明中虛得食則已宜補中氣兼清痰火

白朮　茯苓　橘紅　山梔　川石斛　炙草　半夏

痰氣相搏留滯胃脘得食則梗塞不下此噎膈之漸也

半夏　橘紅　旋覆　白蔻　茯苓　鬱金　杏仁

紫菀

右脇裏痛按之腹滿此病在肝之絡得之于怒

當歸　枳殼　柴胡　青皮　香附　白芍　川芎　炙草

腎陰不足肝陽有餘氣結液聚項間生癧火炎宣燥時自乾嗆此虛勞之漸也治宜涼肝補腎

生地　元參　貝母　丹皮　天冬　牡蠣　甘草　茯苓　阿膠

素體陰虧暑邪發瘧邪入厥陰溺血莖痛陰復傷矣脈弦而動中痞食少法宜清中養陰氣

川石斛 丹皮 甘草 廣皮 茯苓 小生地 汁

竹茹

色黄脉濡脾虚有濕之徵發熱欬逆又是客邪來襲之象健脾行濕兼觧肌腠為宜

焦朮 茯苓 廣皮 桑皮 桔梗 米仁 紫菀

白朮 炙草 丹皮

頭眩腿痠骨痛身熱汗出口乾苦乾嘔風暑所傷且挾濕也

香薷 厚朴 黄芩 木通 半夏 茯苓 竹葉
滑石

腎虚肺閉宜先通肺
紫菀 杏仁 桔梗 前胡 蘇子 桑皮 厚朴
炙草 廣皮

欬而多痰本當清燥過用滋補肺氣被耗虚損内生
半夏 麦冬 茯苓 廣皮 粳米 米仁 炙草

脉数不減動則喘急足膝之力根本之地亦虚甚矣緣恐

能滋腎也

人參　熟地　萸肉　山茱　丹皮　澤瀉　茯苓

熱氣退而血未定宜養陰氣

熟地　山茱　天冬　牡蠣　萸肉　丹皮　茯苓

澤瀉

老年吐瀉不食久而不愈難治

半夏　麦冬　茯苓　木瓜　竹茹　生姜　廣皮

藿香

濕热在上虛寒在下清陽不升濁陰閉塞其來有漸其去亦未易也

半夏　茯苓　甘草　菊花　白蒺　橘红　杏仁　蒼耳　鈎藤

形瘦食減非久病所宜幸脉不甚数勁耳

阿膠　當歸　白芍　麦冬　炙草　茯苓　丹皮　丹参

風热交蒸擬辛凉解散𢿋加苦温以行滯氣

牛蒡 杏仁 薄荷 厚朴 連翹 桔梗 廣皮

竹

風火相煽寒熱咳嗽經脉不行

荊炭 杏仁 山梔 連翹 桔梗 枳殼 炒查

丹皮

噎膈症得之壽悠年高難治

款冬 杏仁 壽宝 貝母 當歸 旋覆 新絳

蔥管

此肝風挾痰上逆之證肢冷自汗有似陽脱非脱也目張唇口牽引時復歌笑似宜先邪而後養正

半夏　茯苓　炙草　羚羊角　竹茹　鈎藤　蒔壺

橘紅

暑風成瘧汗出多膚冷脉耎宜温而解之

川桂枝　白芍　炙草　花粉　生姜　大棗

氣鬱成火胸膈悶鼻塞氣逆頭暈欬逆

紫菀　杏仁　枳殼　桔梗　淡豉　山梔　蒔壺

白蔻

風濕熱浸淫成瘡勿多服苦寒之藥恐傷中氣發生他病

焦术　生地　茯苓　炙草　陳皮　石斛　丹皮

赤小豆

内虚風動頭眩手足麻肢𠕂卧時則發近復外受風火暫

宜疎解

甘菊花　鉤藤　白蒺　黑大豆　炙草　元參

頭身痛止痰多欬嗽

半夏　杏仁　桔梗　甘草　橘紅　神麯　麦冬
旋覆

膈滿嘔吐
半夏　橘紅　厚朴　生姜　茯苓　白蔻

語聲低微汗氣促真元不足必兼補養
人參　木瓜　穀芽　茯苓　廣皮　白芍　炙草
扁豆

欬嗽痰多口乾肺有熱也

桑皮　骨皮　甘草　杏仁　黄芩　貝母　橘红
粳米

目黄溺赤溢口乾火升
小生地　丹皮　山梔　石斛　甘艸　赤苓　淡竹
葉　灯心

脉数欬喘溺赤盗汗此陰虧生熱防成弱症
生地　骨皮　茯苓　白芍　石斛　丹皮　甘草
玉竹　小麦

餘熱在陽明之經

川石斛　茯苓　知母　甘草　連翹　貝母

熱退脈尚数

小生地　知母　花粉　甘艸　木通　淡竹葉

失血不足處所可慮者欬与熱耳脈象且数病根不淺

小生地　丹皮　阿膠　茺蔚　小薊　牛膝　青蒿

貝母

脈弱不鼓色夭形瘦正氣已虛不宜攻發

川石斛　茯苓　廣皮　貝母　穀芽　炙草　蘆根

生姜

中虛氣弱不能健運所以食入輒痛非有所停聚而然也但欬嗽耳鳴上焦有火不宜驟補姑以甘辛平柔和之養之

川石斛　茯苓　廣皮　炙草　益智　木瓜　粳米

久欬見血氣逆便溏脉虛數病屬內損難治

白芍　代赭　茯苓　丹皮　牛膝　牡蠣　小薊

藕汁

利肺氣蠲痰飲

土瓜蔞　半夏　杏仁　桔梗　炙草　橘紅

脾虛肝實臟氣相尅致有麻眩痛嘔等症

川楝子　茯苓　查核　橘核　木瓜　肉桂　當歸

延胡　半夏

脉虛細欬而見血飢而不能食此不足之證也

生地　貝母　甘草　川石斛　茯苓　牛膝　白芍

丹皮

脾虛有濕色黃脉濡腹滿舌白宜健中氣

茅术　厚朴　炙草　生姜　茵蔯　茯苓　廣皮

澤瀉

兩尺輭弱根本不固小便渾濁病在腎臟久而愈則成下

消

熟地　山萸　萸肉　丹皮　天冬　麦冬　五味

茯苓　杞子　澤瀉

背痛足冷氣衝心痛不思食病源根本未易治也

六味丸每丸三錢空心淡鹽湯送下

咽痛定音聲出欬不減而中脘痞悶

茯苓　貝母　杏仁　半夏　穀芽　廣皮

病雖不過二月餘然已屬虛勞矣胸滿氣逆滋補有礙姑先和理

以石斛　茯苓　廣皮　穀芽　米仁　鬱金

質弱脉數腹痛急徑行不利此肝陰不足脾氣不宣防有

血逆咳嗆之症最當悍養
白芍　當歸　新會皮　壽丕　丹皮　牛膝　炙草
茯苓
脉數欬身肘熱大便溏
桑皮　骨皮　炙草　米仁　茯苓　白芍　粳米
久欬氣喘咽痛卧不得右側病成劳損难治
阿膠　當歸　白芍　炙草　桑皮　骨皮　丹皮
牛膝

肝氣厥逆犯胃嘔吐久不止形瘦脉虛弱
川楝子 川椒 吴萸 半夏 茯苓 橘核 木瓜
産後邪氣結補瀉兩難治姑以輕劑和之
石斛 穀芽 茯苓 廣皮 白芍 炙草
頭身痛寒熱氣塞
蒿荷 杏仁 厚朴 葱白 連翹 淡豉 黄芩
廣皮
頭偏痛嘔吐見血腹脇痛欬

川芎　白芍　廣皮　丹参　竹茹　青[illegible]

脇痛善怒乾嘔〔咳〕脇悶脉弦色滯病在肝而逆于肺也

白芍　川芎　枳殼　炙草　紫蘇　陳皮　桃仁

又附

腎瀉臍痛出液回〔四〕神不合當服腎氣丸

熟地　萸肉　山藥　茯苓　丹皮　澤瀉　附子

肉桂〔心〕　車前　牛膝

脇滿食不下嘔吐此脇證也之淤也頗難調治

半夏　廣皮　茯苓　白蔻　旋覆　枇杷葉　蘆根
、粳米
寒熱氣閉
薄荷　淡豉　枳殼　桔梗　廣皮　杏仁　葛根
葱白
脉弦脇痛肝制脾也宜于土中制木
人參　遠志　白芍　炙草　茯苓　廣皮　當歸
杏仁

脇痛攻逆

川楝子　延胡索　當歸　木瓜　䃅殼　白芍　枳殼　炙草

久欬見血火升口乾尺脉浮弦本於陰虧而發於風熱也

生地　丹皮　元參　貝母　川石斛　阿膠　小薊

欬嗽脇下悸動脉踈數不常肺肝不調防成重病

象貝　杏仁　茯苓　炙草　當歸　玉竹　薏子

橘紅

飢飽失時中氣受傷

半夏 廣皮 炙草 茯苓 厚朴 焦朮 神麯

炒查

少腹左脇皆屬肝經其氣不和逆而乘胃則爲脘痛由平素中氣積虛故肝得而犯之也

金鈴子 木瓜 延胡索 當歸 白芍 炙草 川

桂枝 茯苓

三瘧脉弦數口乾溺赤而惡寒自汗陽外陰內宜和營衛

柴胡　黄芩　桂枝　白芍　炙草　知母　生姜

大枣

怫鬱成濕，濕復生熱，交蒸互鬱，發爲黄疸，宜清利，勿補塞。

加以情志散郁，自可而愈。

枳壳　山梔　淡豉　秦艽　升麻　茵蔯　木通

黄柏

中焦氣滯，食入則痛。

厚朴　淡豉　半夏　神麴　生姜　廣皮　山梔

炒查

脾陰衰運常多噫氣脉小而弱治以甘辛温养

半夏　焦术　茯苓　益智　肉果　廣皮

風傷于上濕傷于下上為咳嗽痰多下為脛腫痠痛宜先治上而後治下

薄荷　杏仁　桔梗　炙草　旋覆　連翹　象貝

前胡

脾以健運為職心下痞不能食食則滿悶脾失其職矣健

脾之品迂緩妄功宜以補瀉升降法治之

人參　川連　乾姜　枳殼　半夏　生姜　茯苓

廣皮

中氣已和表邪復襲

薄荷　杏仁　桔梗　橘紅　秦艽　甘艸

欬嗽心下痞口乾足寒至膝時自汗出此陰虛腎氣上逆

宜治下焦

腎氣丸三錢空心淡鹽湯送下

肺逆咳嗽

兜鈴　杏仁　桑皮　米仁　貝母　桔梗　茯苓

炙草

痰熱內蒸

半夏　茯苓　廣皮　枳實　竹茹　棗仁　炙草

石菖蒲

寒束于表熱甚于裏

前胡　杏仁　吉梗　炙艸　蘇子　旋覆　橘紅

薄荷

欬吐涎沫味鹹足冷此腎氣之上逆也

菟餅　山茱　茯苓　牛膝　澤瀉　丹皮　萸肉

熟地

咳而脇痛少氣口乾夢泄病涉內虛宜兼滋養

阿膠　杏仁　炙草　兜鈴　南沙參　糯米　當歸

茯苓

濕熱傷脾健運失職食入則胸腹滿痛大便易溏小便少

而責宜再造丸健脾去濕
每服一錢米飲送下日三服
胃強脾弱食入則脹溫中丸每服一錢米飲送下日二服
陰弱陽浮目昏齒痛口乾脈數無力宜養陰不宜清火
生地　丹皮　元參　甘草　川石斛　白芍　骨皮
阿膠
○兩腰及背痛左腿麻右腿痛交春則甚至冬則愈嘗有濕
熱流注筋骨三年不愈頗難卻也

米仁　草薢　茯苓　木瓜　秦艽　桑皮寄生　獨活　生地　當歸　牛膝　後加減玄生地草薢加桂枝防風

飲氣射肺

紫菀　杏仁　半夏　橘红　枳壳　桔梗　旋覆　桑皮

肝氣結核臥則隱立則見此狐疝也宜以苦辛温散之泄之

金鈴子　延胡　當歸　吳茱萸　查核　肉桂　橘核

大便通暢肌膚發疹此邪氣通裏達表之徵然亦未可遽投補劑也

木通　山梔　淡豉　赤苓　茵蔯　升麻　連翹　秦艽　廣皮　姜皮

久嗽火升脉數口乾此虛損之漸也

六味丸地黃三錢空心淡鹽湯送下

火升足冷上熱下寒當求陰中之陽

用金匱腎氣丸

心陰虛則煩躁不寐腎陰少則火升欬嗆補虛養陰久服見效

柏子仁 丹皮 生地 紫石英 麦冬 甘艸 茯苓 白芍 棗仁

疝氣發即言熱心下痞不飢

川楝子 荔核 桂枝 吴萸 青皮 當歸 木通

查核　橘核　白芍

心熱腎虛水火不交便濁心悸所由來也宜先清理而後
補澁
小生地　丹皮　茯神　淡竹葉　甘草　琥珀　麦
冬　灯心

脾氣本弱而更受肝氣之尅則益弱矣由是健運失職食
入不消遂生脹滿脾弱則肝愈強肘〻攻遂上下有声半
載之疾年逾六旬此非旦夕可愈

人參 茯苓 木瓜 川楝子 吳萸 白芍 查核
橘核 炙草

風火傷肺
薄荷 連翹 杏仁 桔梗 山梔 荊芥 甘草

脉小數口乾溺赤欬嗽食少體倦此虛勞之漸也
阿膠 生地 炙草 麦冬 茯苓 丹皮 石斛
北沙參 甜杏仁

寒入少陽陽明之經項痛不可以顧

防風　當歸　川芎　枳殻　前胡　炙草　鈎藤

少陽厥陰之邪攻胃則嘔攻脾則瀉邪退即止邪發復然乃瘧病也

半夏　柴胡　茯苓　廣皮　白芍　黄芩　厚朴

生姜

柔汗出不能食年高氣衰防有変證

白芍　炙草　桂枝　生姜　茯苓　半夏

濕傷于下氣行于上爲痛（滿）爲欬嘔爲身熱与肺氣類傷寒

云異近中臍痛甚下蹤稍可非下氣上衝之明驗歟世無

除濕下氣此其治也

川楝子 木瓜 吴萸 茯苓 查核 延胡 橘葉

當歸

老年腹痛滿脉亂云序此危證也勉擬一方姑治其实

生茅术 厚朴 製軍 枳实 茵蔯 山梔

飢飽勞倦傷中腹痛下利

白芍 炙草 厚朴 廣皮 炒查 砂仁 麦冬芽

紅麴　木通

玉门不闭

熟地　山茱　芡实　菟絲餅　北五味　蓮肉　牡蠣　萸肉

脇痛有聲欬血屢發脉濇而數卧不得左側病始于悲傷而成于勞怒法宜調肝脉和痛定始可無恙

新绛　旋覆　贝母　小生地　丹皮　桃仁　茺蔚子　茜根

久泄腹滿脇脹稍有悲即中脘痞悶此肝乘脾也宜調肝健脾勿遽止澁

炒白芍　炙草　茯苓　扁豆　粳米　廣皮　益智

木瓜

久欬咽痛口乾脉數病成上損難治

元參　川貝　北沙參　阿膠　甜杏仁　炙草　麥冬

米仁

脾陽不運肝木乘之勿過消尅助陽則脾自旺肝自平矣

厚朴　乾姜　益智　吴萸　茯苓　椒目　木瓜
陳皮　粳米

肝強不可制帖，擬柔養之法。肌消筋急，血涸可知，於柔養亦頗有關也。

阿膠　柏子仁　小麥　茯神　南棗　川石斛

脉浮畧數，背潮言言，頭脹，此風温外感之候。火升欬嗆見血，則內傷陰弱之旧疾也。治宜安內攘外，擬方請正高明。

小生地　荊芥炭　丹皮　白芍　阿膠　小薊炭

産後血虛氣滯肝臟失和液聚成痰氣聚成火致有脘泛心熱筋掣之證宜于補養之中兼備廓之法

當歸　栢子仁　茯神　遠志　丹參　生地　川連
石菖蒲　橘紅　棗仁　甘艸　茯苓　右蜜丸開
水送下三四錢

脹熱都止但頭眩咳嗽

天麻　炙草　茯苓　當歸　鈎藤　廣皮　杏仁

風火在肺肺之絡会于耳中故鳴而不聰

薄荷　杏仁　桔梗　黄芩　木通　甘草

熱雖退而邪未去小腹痛泄邪入陰經未必即能而愈也

青皮　澤瀉　木瓜　赤芍　查核　川楝子　延胡

案　當歸

肺熱傷氣欬嗽痰多口乾脘痞

桑葉　骨皮　貝母　杏仁　橘紅　黄芩　炙草

粳米　米仁

食梅飲燒酒後咽痛声啞欬嗆下有宿熱風火搏閉防成

虛損
牛蒡　桔梗　杏仁　甘草　元參　薄荷　連翹
莽主
頭偏左痛耳重聽目不明脉寸大尺小風火在上暫宜清散
羚羊角　生地　甘菊　甘草　連翹　丹皮　石决
服　薄荷
午後口乾痰中帶红

小生地　丹皮　連翹　山梔　荊炭　知母　甘草

病後脉未和須防反覆

半夏　廣皮　代赭　炙草　旋覆　茯苓　生姜

枇杷葉

濕痰凝聚腰間將成癰瘍雖用攻法未必即能消散也

半夏　白芷　川芎　枳殼　當歸　獨活　陳皮

炙草

厥陰逆氣上衝頭目爲暈足寒至膝口出冷氣擬苦辛溫

泄之降之

川楝子　吴萸　茯苓　延胡索　當歸　青皮

情志抑悒饑飽失時致傷中氣不充健運治在肝脾

香附　川芎　枳殻　茯苓　神麯　麦芽　廣皮

益智

經行先期腹滿潮熱

當歸　白芍　川芎　香附　丹皮　青皮　延胡

丹皮　生地

素有肝氣脇痛火升心熱之病近復感風欬嗽痰稠

荊炭　連翹　杏仁　山梔　丹皮　元參　甘草

知母　貝母

經帶兹甚腰痛如折

阿膠　生地　白芍　歸身　炙草　丹皮　茺蔚

澤蘭　杜仲

咯血脇痛項下有核脈数惡熱咽痛便溏此肝火乘脾位

肺之症反能食者脾求助于而又不能勝之則痞脹耳治

在制肝益脾
白芍　炙草　茯苓　木瓜　川連　益智　生牡蠣
生地　阿膠
欬而血吸陰不足而火内動也惡心不能食宜先治胃
石斛　茯苓　廣皮　粳米　竹茹　川貝母　甜瓜
杏仁
兩手寸脉浮大關尺沉小氣上而不下喘欬多痰肝腎之
氣上衝于肺宜以腎氣丸補而導之

金匱腎氣丸三錢空心淡鹽湯送下

失血癥逆心下痞滿暮則發厥血色黯大便黑肝脈独大此有瘀血積留不去勿治其氣宜和其血

當歸　赤芍　製軍　桃仁　甘草　丹皮　降香

腎陰不足肝陽有餘氣結液聚項間生瘰火炎金燥時自乾嗆此虛勞之漸也治宜涼肝補腎

阿膠　生地　元參　貝母　丹皮　天冬　牡蠣

甘草　茯苓

氣炙脉濡脾虚有濕之徵發熱咳逆又是穿邪來襲之象

健脾行濕兼解肌腠爲宜

生白术　茯苓　陈皮　桑皮　吉更　米仁　紫切

甘草　丹皮　白芍

火欬傷肺絡損血溢耳鳴膿出由火動挾風閉鬱清竅治

宜滋下清上

小生地　荊炭　玉竹　杏仁　甘草　丹皮　石斛

一知以　白蒺

上盛下虛肝火風陽飲鼓動于中是有便溏頭重脚弱等證法當溫存下焦調補肝脾

人參　白朮　茯苓　甘草　白芍　天麻　半夏

陳皮　霞天膏

乾嗆無痰是肝氣沖肺本病仍宜治肝兼滋肺氣可也

川連　白芍　烏梅　甘草　當歸　牡蠣　茯苓

脉素大腸中特有濕液腥臭此少陰有濕熱也六味能除腎間濕熱宜加減治之

熟地　萸肉　丹皮　茯苓　澤瀉　女貞实　萆薢
　炙柏　車前

右關独大而搏指知病在中焦食飲不化痞悶時痛積年不愈喉間自覺熱氣上衝口乾苦苔燥白此脾家積熱若湿嘈以瀉黃散治之

　白术　藿香　葛根　石羔　茯苓　木香

金火既炎真火復感熾一陰独虛不能制之法宜滋降

生地　龟板　牡蠣　茯苓　石斛　女貞　丹皮

天冬

肝喜涼而肺畏熱厥在肝而嗆屬肺議滋清下氣之法

蘆根　貝母　阿膠　知母　石斛　甘草　花粉

茯苓

火欬傷肺損絡血溢口乾足冷中痛真氣不歸動則喘急

此當培養根本不宜徒治其欬

熟地　歸身　甘草　茯苓　白芍　牛膝　五味

山茱

脉弦頭脹攻注肢体漸及两顴口乾心悸筋脉抽掣此臟
熱生風宜清而觧之
丹皮　茯苓　歸身　天麻　白术　甘草　白蒺
白芍　紫胡　陳皮　羚羊角

邪結肝胃之間有形高起漸至腹滿左半肢癱發之後其
腫漸消其病情顯可見矣于金蒺藜丸可以治之

倦怠食少脉右弦左弱仍是肝乘脾位之症並見遺滑之
脾虚而濕熱下注也不足雜瞀茅

人參　茯苓　白芍　甘草　陳皮　益智　山茱
石菖蒲

形瘦脉弱而數時時吐清液惡心少食此脾胃虛弱不能
約束津液治在中焦
人參　茯苓　半夏　枇杷葉　陳皮　粳米　石斛

腹滿按之痛大小便不快脉小而數得之飲食失宜內傷
肝脾氣血俱滯未易治也
噙温中丸每服二錢米飲送下

〇真陽氣弱不營于筋則陰縮不固于裏則精出不衛于表則肺泄二者要相因而見其為陽虛所致則一病在三陰之樞非後世方法可治古方八味專服久服當有驗也

三陰以少陰為樞言病在少陰也照此證宜用仲景虛勞門桂枝加龍骨牡蠣湯

用桂附八味丸

瘧後脇下積癖作痛夜熱口乾溺赤陰虧邪伏宜鱉甲煎

首烏　丹皮　白芍　柴胡　青皮　甘草　鱉甲
知母

〇脉虛數陰不足也鼠瘻未愈熱在大腸恐其上傳肺家致

增嗆逆
麥味丸　加杞子　天冬　龜板　黄柏　知母　五味

勉力勞動絡傷血溢脉數肩臂手腕痛此與虚損吐血不同宜導而下之
生地　製軍　丹皮　白芍　桃仁　小薊　甘草

脉濡按之則弦右肩及手指麻木兩腿痠癢难以名狀此脾飲肝風相合爲病乃類中之漸不可不慎

首烏　當歸　白蒺　山茱　阿膠　黑豆　甘草
茯苓　廣皮　半夏
中氣不足痰飲內動肝風上擾乃為眩暈甚則欲嘔當補
中蠲飲熄風
人參　茯苓　半夏　麥冬　天麻　鈎藤　廣皮
白芍
陽氣虛衰不養于筋風寒乘之攣急作痛宜薏苡附子散
薏仁　附子　川桂枝　當歸　白芍　甘草　茯苓

津枯氣結，潤燥之中，必兼導氣。

肉蓯蓉　當歸　麻仁　枳殼　生地　沉香

氣轉成火，與令火相感，齦腫舌糜，肌生痤痱，治當以微辛涼之品解之。

荆芥炭　連翹　丹皮　竹茹　甘草　石斛

肺主皮毛而開竅于鼻，肺氣虛則畏風，鼻常塞，肺陰虛則皮膚燥癢，生白屑，宜以滋養為主，祛風通竅，皆非所宜。

生地　阿膠　芝麻　當歸　甘草　桑葉

陽氣虛浮足冷冷而頭熱膝脛無力筋攣作痛温通無益宜

從補導

濟生腎氣丸

濕熱蒸滯病成黃疸肝氣上逆則咽酸脾氣上溢則口甘

此非高年所宜

川連　吳萸　淡豉　山梔　茯苓　茵蔯　木通

廣皮

食後胸背痞塞作脹噫氣不得此陽氣不通宜辛温以通

之

乾姜 半夏 桂枝 茯苓 甘草 草蔻

劳傷失血心下痛悶不當作陰虛證治但脉数欬嗽潮热恐其漸入虛損一途耳

生地 白芍 製軍 桃仁 丹皮 甘草 蒔萱 炒查

脉虛细按之則軟然不柔左脇板痛肌膚中若有鍼刺手足指時自牽引此肝体虛肝用蒔筋脉失養氣運不違得

之勞心而多耗治宜滋柔以養肝佐辛涼以達肝用然非旦夕可愈

阿膠　當歸　丹皮　生地　橘紅　柏子仁　旋覆花　新絳　葱青

虚在臟腑實在絡經竅隧耳鳴鼻塞手攣骨痛者病在外腹滿舌燥腸紅手足心熱者病在裏大旨中氣不足而風熱濕擾之也但虚實互見頗費調理

白术　茯苓　廣皮　白芍　丹皮　甘草　薄荷

生地　防風　黄芩　連翹　川芎　水泛丸每服三
錢

腹痒滿豈是内病又痒甚消瘦少腹左偏有塊如雞子大
此必有賊風邪氣襲入陰厥陰之间始而散大繼則結聚
立則見卧則隱病屬無形宜以千金萬病蒺藜丸治之
用萬病蒺藜丸

搐搦厥逆合目則發此肝胆痰热得之驚恐病名癇厥
半夏　茯苓　胆星　炙草　橘红　枳殼实　竹茹

石菖蒲

肝氣鬱結成聚伏于心下尅制脾土是以食入不運脈弦

不和宜早圖之

炙附　神麯　川連　吴萸　乾姜　半夏　枳壳

甘草　赤芍

脈弦勁肝之亢也胃受其制氣痺而血滯時復衝逆爲悶

爲嘔調肝和胃乃正法也

當歸　白芍　查核　茯苓　木瓜　橘核　半夏

右尺獨陷真氣不能薰蒸中土是以噫氣嘈雜醋心腹鳴
宜温養不宜攻剋
沙苑　莬絲　茯苓　石斛　吳萸　山茱

瘧後脇下痞積不消下連少腹作脹此肝邪也以法和之
人參　半夏　鱉甲　甘草　牡蠣　青皮　桃仁
黄芩　生姜　茯苓

臨月下利面浮足腫小腹滿小便少此字〻濕也病在太陰
桔梗　厚朴　茯苓　炙草　陳皮　白芍　澤瀉

木瓜 生姜

久欬口乾咽痛陰分本虧而便溏腹滿中土夏扇脾肺兩病於法為逆

白芍 炙草 茯苓 元參 米仁 穀芽 石斛

丹皮 北沙參

見苓

肝屬風木其性喜衝逆其變動為帳振搖強直其治宜柔

肝息風

小生地 羚羊角 鈎藤 天麻 當歸 茯苓 柏

子仁　小麥　阿膠　白蒺藜

面目四肢胸腹俱脹脉沉不能食風濕相搏危症也

麻黄　防風　杏仁　茯苓皮　米仁　厚朴

肝經液聚氣凝爲項間痰核病雖在外而其本在内慎勿攻之愈攻則愈甚矣

首烏　牡蠣　貝母　當歸　白芍　丹皮　牛膝

生地　甘草

大驚猝恐神傷心動汗出頭眩脚弱脉虚病屬神志治之

不易

柏子仁　茯神　半夏　炙草　遠志　竹茹　小麦

枣仁

脉滑歌曰兩臂麻痹兩腿耎弱是血少不流氣弱不充盈

宜和養營衛

黄芪　當歸　桂枝　白芍　炙草　牛膝　杜仲

麻苡仁　首烏　生姜　大枣

脉有寒飲欬嗽痰多胸中痞塞法宜温通

半夏　杏仁　炙草　茯苓　桂枝　乾姜　五味

心虚血少痰火擾之神不得歸故煩躁不寐宜溫胆法

柏子仁　茯神　炙草　棗仁　半夏　枳實　竹茹

橘紅

欬嗽失血過多左脇筋急不柔法宜柔養微兼通滯

阿膠　生地　白芍　丹皮　牛膝　山漆

火欬咽痛声啞虚勞之重症也況便溏食少滋膩難投予于法為逆

用都氣丸

肺虛氣散不收嗆嗽不止易感風邪宜玉屏風散

黃芪　白朮　防風　炙草　茯苓　牡丹皮

高年氣衰復受时邪不發則邪不出發之則氣不支姑以輕劑解之

藿香　廣皮　半夏　杏仁　竹葉　生姜

邪今已深正虛不能任受漸見神昏躁煩厥逆等證計惟四逆散養正逐邪庶幾獲益

用四逆散原方 柴胡 枳實 芍藥 甘草

身熱足冷口乾汗出而熱不退是外感挾虛之證也

用栝蔞桂枝湯

暑濕成瘧但濕多于暑故頭面浮腫足腫囊腫濕多必以

苦溫治之

香薷 厚朴 茯苓 茅朮 廣皮 檳榔 防風 己

木通

飲氣充塞中外皆宣真氣不守殊足慮也

白术　茯苓　白芍　乾姜　五味　附子

傷于濕者下先受之茲着濕漫周身矣治濕須利小便

用五苓散加木瓜防己米仁

欬甚于夜肌熱于午後是陰虛也痰濁欬嗆鼻中清涕是

肺熱也病本如是而奏功不易更議甘鹹潤燥法

阿膠　燕窩　北沙參　土瓜蔞霜　海石　甘草

川貝　甜杏仁

稚齡失足墮河後痰凝熱聚肝胆胞絡並受其病發為癎

痰日以益甚于今日餘年不愈矣痰熱相搏久必動風故有角弓反張目斜視手足揚擲等證治法以清痰除熱熄風為要

羚羊角　龍齒　胆星　茯神　棗仁　遠志　石菖蒲　独活　殭蚕　黑大豆　荊芥　甘草　當歸

半夏　茯苓

胃熱口乾惡心不能食

半夏　竹茹　廣皮　杏仁　蘆根　粳米　木瓜

生姜

頭暈耳鳴

天麻　鈎藤　白朮　茯苓　當歸　白蒺　廣皮

炙草　磁石

先腹滿而後經斷是氣病及血治法以行氣爲主而和血

佐之氣行則血亦行矣

歲血丹　川芎　延胡索　赤芍　查肉　香附　枳

实　青皮　白蒺

心火脾痰相合爲病
半夏　茯苓　橘红　炙草　元参　山栀　枣仁
丹皮

濕熱下注
小生地　木通　甘草　滑石　淡竹葉　灯心　草
薢　茯苓　黄柏

風火上盛
薄荷　甘菊　黄芩　杏仁　連翹　甘草　枳壳

桔梗

痰飲積中

半夏　厚朴　橘紅　白蔻　香附　茯苓　薑

乾姜

痰熱相搏

半夏　廣皮　竹茹　枳殼实　炙草　茯苓　石菖蒲

·遠志

天癸逾期不至地道必有壅滯之處肢腫赤瘦痛所由来

也宜以通調血分爲法經行腫當自愈
小生地　丹皮　木瓜　防已　赤苓　红花　木通
澤蘭
耳鳴勞動則甚安静則減當作虚治
熟地　白蒺　山茱　丹皮　萸肉　茯苓　澤瀉
磁石
耳鳴不聰六脉虚細腰膝少力此腎虚也
熟地　山茱　茯苓　萸肉　澤瀉　丹皮　白蒺

磁石　沙苑

嘈雜中痛手足麻痺無力

栢子仁　白芍　炙草　白蒺　丹皮　遠志　當歸

廣皮

暑濕成瘧發則嘔吐膈悶氣促治在太陰

半夏　厚朴　藿香　廣皮　黄芩　白蔻　生姜

杏仁

時邪五日汗少舌乾胸滿防有内陷之機

薄荷　乾葛　黄芩　枳殼　桔梗　連翹　淡豉
葱白

吐血惡心食少病從肝而及胃宜和養中氣不宜遽作虛
勞證治
人參　扁豆　茯苓　川石斛　白芍　廣皮　糯米

勞則火起于上肺氣被燥声嘶不清法宜滋降
元參　生地　阿膠　杏仁　兜鈴　甘草　糯米
牛蒡子

邑羡食少腹痛泄瀉時復嘔吐病在脾胃
茅术　厚朴　茯苓　澤瀉　廣皮　炙草　猪苓
半夏　藿香

濕熱傷脾腹滿肢倦
茅术　厚朴　茯苓　廣皮　香附　川芎　神麴
山梔

肝脾不和氣墜便溏脅弱足膝耎宜先和理中焦
白芍　炙草　廣皮　當歸　茯苓　木香　黄芩

扁豆　荷蒂

久欬脉数虚劳則氣喘病在肺热而腎虚此損之漸也宜早圖之

都氣丸空心服四錢淡秋石湯送下

脾泄脉数腹微痛口乾若此濕热襲虚在于中

白芍　炙草　茯苓　川連　滑石　廣皮　木香

扁豆

失血不足之處所處者声啞咽痛耳

元參　杏仁　阿膠　炙草　牛蒡　兜鈴　桔梗

糯米

肺標晴本祜先治標

半夏　紫菀　杏仁　葶藶　桑皮　白前　大棗

久欬不已近復發熱腹滿此時邪挾氣宜先治之

竹葉　厚朴　香薷　木通　廣皮　茯苓　滑石

杏仁

汗多氣泄不能運食即脹脉不实

白术　廣皮　神麯　穀芽　茯苓　乾姜　厚朴
砂仁

食入艱澀，此噎膈之漸，得之勞鬱，須暢懷抱，以徒恃藥力也。

半夏　茯苓　鬱金　香附　旋覆　代赭

陽明血燥生風，少陰精少生寒，宜養營丸

黃芪　當歸　熟地　白芍　白术　茯神　甘艸
潯桂　遠志　五味　廣皮　蔘丸服四錢

中虛氣逆嘔不能食脉虛小
人參 半夏 麥冬 茯苓 姜汁 枇杷葉 竹茹
陰虧液少口乾舌裂神倦脚弱宜以甘寒救陰生液
小生地 麥冬 炙草 知母 花粉 葛根 五味子
陰虛者陽不化衝任不充經脉不至遂成虛勞脉數形瘦色瘁難治
生地 當歸 白芍 白术 丹皮 炙草 茺蔚

牛膝

痰從鬱起，治鬱即所以治痰，痰能滯氣，氣復生痰，痰氣相搏，積于胃中而聚于胃口，得食輒噎，宜先以法通導痰氣，繼當以法補之

半夏　旋覆　代赭　枇杷葉　鬱金　橘紅　生姜

正虛邪滯

白术　歸身　白芍　炙草　茯苓　廣皮　秫根

丹皮

中氣不運食入椒痛

香附　神麯　川芎　茅术　山梔　麦芽　陳皮

枳殼

心者藏神之臟心太勞則神散而心虛心虛則氣腎乘之故恐經所謂厥氣上則恐也是病始因心而及腎繼因腎而心益困矣經云心欲耎腎欲堅心耎則善下故耎之者必以鹹腎堅則不浮堅之者必以苦又云高者抑之散者收之治以腎神志不收者法必本乎此心為血臟腎為精臟

欲神之收必養其血欲志之堅必益其精則甘潤生陰質重味厚之品又足為收神堅志之地也擬方請正

人參　柏子仁　熟地　山茱　北五味　萸肉　川連　肉桂　茯苓　牡蠣　天冬　[illegible]

上盛下虛肝風脾飲鼓憑于中是有便溏頭重脚弱等證法當溫存下焦調補肝脾

人參　白朮　茯苓　炙草　白芍　天麻　半夏　廣皮　霞天膏代蜜為丸每服四錢食遠服

乾嗆無痰是肝氣衝肺非肺本病仍宜治肝兼滋肺氣可也

川連　白芍　烏梅　炙草　當歸　牡蠣　茯苓

肝邪未達留伏胸脇阻滯氣化時自脹痛不舒經脈衝任所主衝任並連肝經是以經行過期且作痛也宜調肝氣滋肝血

阿膠　當歸　白芍　丹皮　茺蔚　香附　柴胡
炙草　鱉甲　枳殼

實表散邪
炙芪　防風　炙草　川桂枝　白芍　生姜　大棗
久欬見血臥不得左側便溏潮熱食少痰多脉數形瘦病成虛勞頗難調治
白芍　炙草　丹皮　鱉甲　山茱　茯苓　阿膠
北沙參
欬而脇痛
土瓜蔞　红花　貝母　杏仁　青皮　當歸

吐血四載屢止屢發得勞与怒肝胃受傷絡脉遊溢最宜謹慎變養以使傷及肺腎或欬或熱便難圖之

阿膠　小薊炭　茺蔚　丹皮　歸尾　白芍　山梔

生地

胃右痛處不移下多瀉血過用尅攻致傷中氣食飲不運時自吐下腹中漉漉有聲蓋土氣薄不能勝水氣也當以扶養脾土為主和血佐之

白术　白芍　炙草　茯苓　廣皮　延胡　香附

紅花

素有肺病復感秋邪

薄荷　杏仁　連翹　蘆根　廣皮　竹茹　粳米

胃氣已和脾氣不運肝氣尚逆法當從脾抑肝

半夏　茯苓　廣皮　益智　木瓜　粳米

久欬脉虛數食少便溏此虛勞之欬也治之不易

地黃丸二服

少腹痛偏屬肝經治宜氣血兼調

川楝子 當歸 查核 橘核 吴萸 青皮 木通
木瓜

欬而多痰本當清燥過用潤補肺氣阻壽虛熱内生其脉則數頗難治也

半夏 麦冬 茯苓 廣皮 木瓜 粳米 米仁
炙草

脉加弦知有寒也幸不甚數獨為可治至之熱口乾便溏食少諸證非宜於法為逆議先清和肺胃

玉竹　杏仁　茯苓　炙草　石斛　廣皮　枇杷葉
　南沙參　白風米

脉弦頭脹攻注肢體漸及兩顴口乾心悸筋脉抽掣此肝臟蒋熱生風宜清而解之

丹皮　茯苓　當歸　天麻　白术　炙草　白蒺
白芍　料豆　廣皮

失血不足慮所慮者喘與欬耳病已經久脉幸不甚數加意調治或可無恙

阿膠　杏仁　象貝　茯苓　炙草　兜鈴　北沙參
糯米　清晨服都氣丸水
疝後餘熱少陰受病
小生地　木通　甘草　丹皮　淡竹葉　草薢　黄
柏　灯心
三瘧胸滿頭痛口乾冷汗
首烏　茅术　川桂枝　秫米　草菓　知母　蜀漆
牡蠣

客邪襲肺肺蒸成熱胸滿欬逆汗多清涕出診得脉沉濇而数慮过留着成劳擬方清肺透邪

杏仁　桔梗　甘艹　連翹　元参　牛蒡　桑皮葉

貝母

○先天不足精血不充腰背痠疼積年不愈此當培養腎肝俾生氣內盛則愈擬丸方

熟地　山茱　河車　茯苓　白芍　萸肉　杞子

丹皮　澤瀉　當歸　牛膝　杜仲

脈弱數夜則寒熱口乾微欬不能多食食入則脹病在脾
肝
鱉甲　白芍　丹皮　當歸　炙艸　廣皮　茯苓
穀芽　製首烏　白朮
脈虛極且數色白氣促失血乾欬病屬虛勞治之非易
阿膠　北沙參　甜杏仁　川貝母　炙草　糯米
便溺五年屢發屢止溺澁口乾脈數便溏此非虛火乃濕
熱也

小生地　川萆薢　茯苓　石菖蒲　烏藥　益智

炒黄柏　甘草　滑石

胃熱上衝頭痛齒衄不能多食小便黄赤宜清陽明以石斛　小生地　知母　丹皮　秦艽　骨皮　甘草　竹葉　廣皮

喘息胸滿脉沉而滯口乾溺澁是痰熱壽過非虛證也

紫菀　杏仁　葶藶　桑皮　茯苓　橘紅　白前

大棗

絡熱血溢氣浮

小生地　丹皮　黄芩　山梔　甘草　白芍

勞傷血溢欬逆氣喘脉数色黃黑

白芍　當歸　丹皮　小薊炭　阿膠　牛膝　茺蔚子　炙草　貝母

欬痛痰胸滿脇痛肢倦無力病在肺肝得之勞倦所傷也

阿膠　杏仁　炙草　橘红　兜鈴　糯米　貝母

南沙參

欬厥並減不能食々則右脇下痛此有宿積在脾宜消而去之

半夏　枳实　茯苓　广皮　炙草　竹茹　生姜　石菖蒲

久欬聲啞氣促潮热脉数膝耎正虛邪闭难治

阿膠　杏仁　兜鈴　炙草　元参　貝母　糯米　吉梗

久欬脉数声啞

阿膠 杏仁 牛蒡 桔梗 炙艸 貝母 紫菀
元參 骨皮

欬而喘脉虚数屬熱口乾虚勞之嗽不可不慎
玉竹 杏仁 貝母 桑皮 骨皮 炙草 粳米

脉濡按之則弦右肩及手指麻木兩腿痠痿難以名狀此
脾飲肝風相合為病乃類中之漸不可不慎
何首烏 當歸 白蒺 山茱 阿膠 黑豆 甘草
朱茯苓 橘紅 半夏

脾失運而生痰肝不柔而風動眩暈食少所由來也
白朮 半夏 天麻 茯苓 橘红 鈎藤 製首烏
羚羊角

久欬傷肺脉虛數不調已成肺勞難治
阿膠 北沙參 炙艸 川貝母 米仁 茯苓 糯
米

脾氣不運食後痞滿復感客邪憎寒發熱法宜兩和
藿香 半夏 廣皮 茯苓 厚朴 神麯 益智

便血有痔
熟地 茅朮 炮姜 五味 炙草 白芍 地揄
當歸
欬血心熱
小生地 丹皮 山梔 荆芥炭 甘草 藕汁 白
芍 知母
欬嗽痰中帶血口乾
熟地 山茱 茯苓 丹皮 澤瀉 萸肉 麦冬

五味

齒衄口乾腰膝弱脉虚

生地 骨皮 丹皮 甘草 白芍 川石斛 空心

服六味丸

正虚邪伏

乾葛 麦冬 川石斛 廣皮 生地 竹葉

肝虚被蒔脇痛拘急引背脉小濇時時乾嗆

當歸 柏子仁 茺蔚子 新絳 旋覆 葱葉

咳嗽失血口乾便泄體倦脉虛

川石斛　茯苓　山茱　扁豆　南沙參　炙草　白芍　丹皮

中寒氣滞食少不運

草果　厚朴　半夏　炙草　廣皮　神麯　茅朮　茯苓

欬嗆脉虛数食少肺脾胃陽俱病矣

川石斛　茯苓　麦冬　米仁　炙艸　貝母　粳米

腹滿足脛面浮欬喘治在脾肺

桑皮　米仁　茯苓　廣皮　杏仁　厚朴　炙草

久咳脈数

用補肺阿膠散　牛蒡換川貝母　加桑皮米仁

下利形瘦脈数氣促食難運

白芍　炙草　茯苓　廣皮　扁豆　蓮肉　神麯

穀芽

内

陰虛生熱声低咳嗽

阿膠　兜鈴　炙草　牛蒡　元參　糯米　貝母

中氣已開法當和養

川石斛　茯苓　廣皮　炙艸　益智仁　穀芽

病久形瘦氣怯不食難治

川石斛　茯苓　穀芽　木瓜　廣皮　麦冬　貝母

病邪減退但目直足耎形瘦脉數陰氣內虧尚防反覆

生地　石斛　麦冬　牛膝　丹皮　炙草　茯苓

白芍　後加減去白芍牛膝丹皮加蘆根廣皮貝母知母

脾弱易泄

白朮　茯苓　澤瀉　炙草　廣皮　乾姜　砂仁

胃弱凝滯痞滿惡心不能食右三部小弱

半夏　茯苓　廣皮　木瓜　益智　穀芽

瘧發而血上下溢責之中宮而邪復擾之也血去既多瘧邪尚熾中原之擾猶未已也謹按古法中宮血脫之症從無獨任血藥之理而瘧病經久亦必先固中氣茲擬理中一法正血在是止瘧亦在是惟高明裁之

人參　白术　炮姜　炙草

熱病四日不汗而舌黄中痛不利擬先裏而後表不〔宁〕恐發狂也

大黄　羗活　枳實　厚朴　赤芍

暑熱所結之痰充心胃而遍經絡宜其中滿不舒而肢体動顫不已也

用温胆湯加胆星

藏陰不通府陽固閉閉逆逆則喘也陽逆則不下行不下

行則生冷如冰也宜以法通其陰上通則陽達喘閉厥逆
當自愈
用蘆薈丸
甘辛合用法古人之欬而妄痰者以甘辛潤肺也
當歸 茯苓 杏仁 甘草 菟子 冰糖 姜汁
脇痛色夷脉左大右弱
白芍 炙草 歸身 紅花 枳殼 川芎 柴胡
陳皮

○勞鬱久積肺胃已困加以悲痛重傷五氣遂逆而不下火遂升而不降血爲陰類宜從陽而上溢也口燥咽乾頭重乾嘔時欬皆陽厥隕燥之驗清明潤氣味固在所需而節哀慎變尤爲今日之要云

白茅根　鮮藕　生地　丹皮　竹茹　鬱金

肝臟失調侵脾則腹痛侮肺則乾欬病從內生非外感客邪之比是宜內和藏氣不當外奪衛氣者也但脈弱而數形瘁色槁上熱下寒根本已離恐難全功法

白芍　炙草　茯苓　川桂枝　當歸　飴糖

離。經之血未出而蓄于内寒熱之邪交煽而乱其氣導其積血元氣雖虧未可驟補也

丹皮　蒲黄　查核炭　丹參　澤蘭　牛膝　小薊炭　白芍　赤苓

熱。胃脘脉微數不思食々亦無害非中有阻滯乃虛不能運之故宜先清和胃氣而以養氣繼之

石斛　茯苓　竹茹　穀芽　半夏　陳荷

飲食傷脾風寒襲表食入則腹痛後泄至晚寒熱交作內傷挾外感之症也但形脈並弱表不可散而裏不可攻惟宜和養中氣而已

白芍　炙草　廣皮　茯苓　穀芽　石菖蒲

舊積之痰飲與新感之暑濕相合為瘧發則吐嘔胸滿腹痛宜以吳又可法治之惟是適當妊娠而瘧痛不已則有半產之虞耳

炙草　厚朴　黃芩　廣皮　知母　白芍　赤苓

生姜

痰熱内擾心煩神乱病在胞络得之于擾未可驟補也

紫石英　茯苓　天竺黄　丹参　山梔　甘草　半夏　麦冬　竹茹

表裡受邪而氣復不　是以寒熱而喘腹痛而自利也宜小柴胡合黄芩湯治之

黄芩　柴胡　白芍　甘草　半夏　枳实

積飲上逆則眩且嗽旁攻則四肢肌骨痛病雖經分脉尚

滑大非風寒痿痺之比

用温胆加枇杷葉 生姜

真陽以腎為之宅以陰為根腎元陽衰則陽無偶而蕩矣由是上炎則頭耳口鼻為病下走膀胱二陰受傷自春涉秋歷用滋陰清利之劑欲以養陰而適傷陽不能治下而反戕中內經所謂拔病未已它病復起者是也鄙意擬以腎氣丸直走少陰據其窟宅而招之同声相應同氣相求之道也所慮者病深氣極藥入不能制病而反為病所用

則有增而劇耳
用金匱腎氣丸

腹痛三年便難不利腸胃中有陳積也法當溫利
用感應丸　木香　丁香　乾姜　杏仁　肉荳蔻　百草霜　巴荳

轉瘧轉痢皆邪氣內攻外達之機但成瘧則可成痢則不
可
茯苓　赤芍　白芍　厚朴　廣皮　滑石　木通
呂資

風熱相搏面浮腹滿足腫大小便不利

杏仁　蘇葶　厚朴　廣皮　木通　豬苓　腹皮

姜皮

欬而失血微有寒熱此風火內侵陰分養陰之中必兼涼解

生地　荊炭　白芍　甘草　山梔　牛膝　山漆

火欬脇痛不能左側病在肝逆在肺得之情志難以驟驅也治法不當求肺而當求肝

白芍　炙草　阿膠　茯苓　丹皮　茜草　用鮑魚
湯代水

遺滑無夢小勞即發飢不能食食多則痛脹唇口白熱小
便黃赤此脾家濕熱流傳腎中發爲遺滑不當徒用補澁
之品恐積熱日增致滋他疾慎之

川萆薢　炒黑黃柏　砂仁　炙草　茯苓　白朮
牡蠣　炒焦山茱　小生地　豬苓

厥陰之邪逆攻陽明始爲脘痛繼爲腹痛胸滿嘔吐此爲

脚氣衝心非木病也擬外臺治之
梢葉　茯苓　兵榔　杏仁　犀角　木通　半夏
木瓜
六脉细小而濇胸中痞滿攻刼不效已半載矣此非特氣病乃血薷也宜仲景合丹溪法
旋覆　新绛　葱青　當歸　生地　丹皮　牛膝
桃仁
脉勁面油精氣外越必須省煩静養爲佳否則恐暈厥也

石斛　生地　知母　花粉　甘草　麦冬　蔗漿
蘆根

心下痞食則脹經斷數月腹形不充此非胎乃氣血凝結源
不通則流自止耳

代赭　赤芍　香附　桃仁　枳實　神麯

勞鬱交傷營衛不和胸中痛滿時有寒熱与六淫外感不
同治宜和養氣血尤以暢朗情志為佳

歸身　丹皮　鬱金　白芍　牡蠣　炙草　茯苓

廣皮

尿血口乾腰膝痠疼病在少陰厥陰

阿膠　生地　血餘　丹皮　茯苓　白芍　甘草

茅根

浮腫欬喘頸項强大飲不得下溺不得出此肺病也不下

行而但上逆治節之權廢矣雖有良劑恐難責効

紫菀　杏仁　茯苓　桑皮　葶藶　大棗

溫不解液涸氣衰若非急救陰津不能為功

鮮生地　麦冬　知母　花粉　蘆根　蔗漿

風熱上盛頭痛不已如鳥巢高巔宜射而下之

酒大黄　犀角　川芎　細茶

肝胃同病木勝土負泄其有餘養其不足乃是治法

川樸　川楝　茯苓　牡蠣　烏梅　川桂枝

便血不獨責虛亦當責濕強血不特風病亦是濕病至于身重腫滿尤不特言所以滋補無功而踈利獲益也茲值土旺濕氣用事前證愈而復發且腰脊膝膕疼痠無力其

濕不独在脾亦将浸淫及腎矣當作脾腎溫熱成痺治之

以草薢　米仁　茯苓　牛膝　生地炭　白芍　石斛

舌乾脉数汗爲熱腸（陽）雖發之亦不得惟宜甘寒養液雖不發之汗當自出然必足溫而後熱退爲吉

青蒿　知母　蘆根　小生地　蔗漿　竹葉

厥利戴陽喘悶熱渴邪氣深入溫清俱碍仲景四逆散庶幾有當

用四逆散　柴胡　枳實　芍藥　甘草炙

風溫痰飲交結膈胃發則寒熱欲嘔脘悶治在表裡分消惟是足冷面油正氣不固不宜過行攻發耳

半夏　黃芩　薄荷　廣皮　白蔻　通草

邪風入中孫絡逆肩膊至項背强痛舌乾唇紫腫处如針刺之狀以症内積挾肝火不宜過用温散惟可清陰熄肝而已

羚羊角　鈎藤　甘菊　秦艽　黃芩　丹皮　小生

地

驚則神出于舍，舍空痰入，神不得歸，是有燥煩恍惚昏乱。

等症法當逐痰以安神藏。

半夏　茯神　胆星　橘皮　鈎藤　竹茹　山梔

枳实

肝風与痰飲相结，内壅藏府，外閉竅隧，以致不寐不飢，肢

體麻痺

鈎藤　竹瀝　石菖蒲　天竺黄　白蒺　𦾮壹　遠

志　胆星　卧眠措迷茯苓丸

經此年餘脈弱色悴不攻則痛不除攻之則正益虚最為棘手

用茱旦前

汗出偏沮脈來不柔時自歇止知肝陽有餘而胃陰不足于是稠痰濁火擾動于中壅滞于外日前雖尚安和然古人治未病不治巳病知者（著見微知）自當加意調攝為佳

人參　半夏　麥冬　茯苓　石斛　牡蠣　炙草

小麦　南枣

脾陽困勞而化風脾陰困滯而生痰風痰相搏上攻旁溢是有昏暈体痛腸痛等症也茲口膩不食右脉微滑當先和養胃氣蠲除痰飲俟胃健能食然後再培陰氣未為晚也

半夏　炙秫米　麦冬　橘红　茯苓

脾虚生濕濕復生熱下注中氣不守是以腸痔而便血也

蒼术　生地　茯苓　炙草　白芍　地榆　當歸

灶土

脉数痰多中滿得吐則安不則頭目昏重病屬留飲

半夏　茯苓　橘红　旋覆　炙草　代赭

驚悸易泄腰痛足痠有似虚症而实痰火以脉不弱数形不枯瘁恐未可徒与補也

半夏　茯苓　炙草　橘红　竹茹　菖蒲　遠志

小米

産後溺閉甚則竅逆作嘔由邪氣内亂正氣不化所致此

非细故擬法急行通泄

滑石　木通　澤瀉　豬苓　茯苓　澤蘭　茅根

車前

下多亡陰目微失明所謂脫陰者目盲也

白芍　炙草　阿膠　丹皮參　茯神　當歸　蓮肉

風入少陰之絡腰連脊身痛振發熱從虛所得也

白蒺藜　桑寄生

熱不退頭痛多汗腰腹呼吸作痛邪氣因除而之陽宜從

嘉言桂枝生地法

桂枝　白芍　黄芩　生地　桑寄生　炙草

表裏有邪竄引背間風氣併肺肌凑為妥

黑小豆　甘草　独活　桑寄生　白勺　生地

久欬咽痛口燥渴勞則甚責之肝腎陰氣素虧陽火易動肺受燔灼而然脉數形瘦病已將成況當春升陽動尤宜加意調攝

阿膠　麦冬　炙草　生地　兜鈴　茯苓　北沙參

脉濇数久欬咽痛如割多唾涎沫此寒蒔肺中久而化热
肺傷不開恐成肺痿姑以錢氏法治之
　用阿膠補肺散
心顫指麻頭眩欲嘔猝然發厥此素有風痰滯氣于中来
肺脾悲哀之氣而上逆也以辛泄苦降之劑治之
　半夏　茯苓　橘红　杏仁　枳壳　蒔[illegible]
衝脉之火載血上衝行心悸口乾上熱下寒治宜抑陽扶
陰

生地　丹参　牛膝　阿膠　藕汁　山漆　童便

白芍

下既不通勢必上逆而嘔所謂幽门之氣上衝吸门是也

治法自當療下但脉小目陷中氣大傷宜先安中止嘔上

之再商他治

人參　半夏　枇杷葉　茯苓　廣皮　芦根　竹茹

石斛

血上下益去必安中兄右脉芤沖冷汗自出恐非血家常

法可治擬方養胃氣為主
人參　白芍　茯神　風米　新會　枇杷葉
痛嘔之餘脉當和緩欲卧慮其土隤木張微致痙厥擬用
安胃清肝法本古人先予預防之意
白風米　茯苓　廣皮　竹茹　半夏　鈎藤　枇杷
葉　鮮佛手
風溫襲傷肝肺脇痛不可轉側欬喘見血脉小而數形氣
驟損恐成急勞

土瓜蔞 紅花 甘草 杏仁 薏苡 桑葉

胎○前喘欬膻滿是脾濕（濕）不行上湊于肺手足太陰病也治

在去濕下氣

茯苓 厚朴 廣皮 歸身 白芍 杏仁 桔梗

澤瀉 桑皮

渴

心○抵足冷口渴陰下陽上水火背馳非輕症也

生地 丹皮 牛膝 石斛 牡蠣 茯苓 白芍

魯

邪氣併歸脇下脹痛拒按喘急不休防成内癰證甚險也

土瓜蔞　紅花　杏仁　枳殼　紫菀　通草

泄瀉三年不已麋弥藥用嘗搃無一効詢知便溺一時俱下

不能分别另行其爲泌别之處清濁相混可知當用五苓

散化陽行液小便自行瀉利自止

用五苓散

胃寒皆冷食入則倦喜温惡清以胃爲陽位胃爲土氣土

寒則食不運陽傷則氣不充也治宜温養陽氣

人參　炮姜　白术　炙草　川桂枝　益智　廣皮
　厚朴　茯苓

鬱結傷脾，脾不克運，食少口酸，腹滿痰多，便溏，治在中焦。雖有欬嗽見紅，恐陰虛證治。

白芍　炙草　廣皮　茯苓　益智　木瓜　粳米

久欬胸滿，病屬肺痺，法當開達上焦。但脉細數無力，是謂本虛標實，治之非易。

紫菀　杏二　吉更　[illegible]　韮白　半夏

少陽之脉循耳外走耳中是經有風火則耳膿而鳴治宜清散

薄荷　黄芩　連翹　甘草　木通　赤芍　白蒺

少腹痛小便稠濁有如膏油莖中作痛脉微欲絶病在根本脾精竭精不布不藏直趨陰道樞機竅鑰盡廢矣庶幾胃氣得瑥飲食不減尚可回斡而又水穀不進如此更何恃而不恐邪和養胃元前法盡善或以古方八味直走少陰所謂治無標本是六一道也

用八味丸

脉數欬而下利胸滿欲嘔时復悪寒發热表裡上下並受其病而當産娠七月恐其邪陷傷胎致成劇候至于治法不過和解表裡而已

藿梗　枳殻　廣皮　黄芩　葛根　茯苓　厚朴

吉梗　陈米

失血之後加以喘欬脉来濇數左三部糢糊不清食減便溏背寒汗出陰氣既竭陽氣復衰頭准润浬凝方養先胃

氣

人参　白芍　炙草　茯苓　新會　粳米　山茱

左關指大肝有邪也胸痞舌白胃中有飲也邪伏飲聚氣不得通神呆呃逆有自來也每日至子夜濁飲無度日中則吞知厥陰之邪至此時而動但不見于外而獨盛于內与瘧邪内陷無別尚防增澄變劇

半夏　石菖蒲　芦根　塊苓　鬱金　橘紅

産後陰虛陽冒發熱口乾脈數而乱氣喘神昏病非小可

急宜安養降熱生陰不爾慮其脫散

生地　麦冬　甘草　知母　丹參　茯神　穭米豆

痰多便血食後輒阻碍中州脉濡而數舌燥溺赤此脾病也脾主為胃行津液又脾統血病則不能行而失所統矣溺赤者中氣不足溲便為之變也是當健理脾氣兼養脾陰

茅朮　地黄　北五味　人參　茯苓　川斛

兩足無力筋骨懈惰腰膝更弱夜多更弱晨起頭暈微痛

此肝腎內虧先天禀受不足最宜慎養兼進補丸

熟地　山茱萸肉　茯苓　牛膝　鹿角膠　兎絲

餅　五味　杞子　杜仲

脉數虧色白不澤左脇下有塊如盃大便黑小便自利病在肝家營氣不和衛氣內阻此爲虧中有實補兼通

白术　當歸　白芍　炙草　桃仁　紅花　沉香

茯苓　廣皮　生地　琥珀　蒲黃

大便之閉由肺氣之壅也脉較寸伍不調喉間痰声如鼾

氣已大衰慎勿着意通泄

紫菀　杏仁　山梔　桔梗　貝母　桑葉　瓜蔞仁

只殼

肝陰素因謀慮所傷當春時强木長陽風皷湧痰涎上攻清道巔痛神昏痰涎病關臟氣內傷非風温時邪之比益肝陰清肝陽是其治也

羚羊角　生地汁　竹瀝　蔗漿　鈎藤　甘菊　貝母　細葉石菖蒲

經斷三年發熱四月形瘦脉數腹痛便溏溺則少腹痛此厥陰血枯氣滯少陽生氣不和榮太陰冲氣不治病非輕淺苟非調理經年不能愈也

青蒿　白芍　炙草　茯苓　廣皮　鱉甲　丹皮
牛膝

膺背熱每日自辰至申不發發則痛如芒刺喉中乾痛于今半載餘矣此肝藏陰虧伏火衝逆肺家其病為棘難調治法當清肅肺氣抑制肝邪

白茅根　生地　青蒿　苦百合　苦貝母　川楝子
茯苓　金石斛
先瀉後挺繼瀉腰痛痛風氣内攻陰絡外連陽府不与时
病同法
黑豆　桑寄生　茯苓　荆炭　甘艸　廣皮
老年經後失血不已脉歇止緣陰衰過半而經[illegible]挺復動
之也宜急止之不喘不[illegible]不挺尚可無慮
阿膠　白芍　生地　牛膝　丹皮　山藥　童便

○胎前病子腫產後四日即大泄泄已一笑而厥不省人事及厥回神清而右脇前後痛滿至今二月餘形瘦脉虛食少腹都滿足漸腫小便不利此脾病傳心心不受邪即傳之肝肝受病而更傳之脾也此爲五臟相賊與六腑食氣水血成脹者不同所以補攻遞進而絕無一效也姑議泄肝和脾法治之

白芍　茯苓　木瓜　白朮　廣皮　湖目

○肝陰素虧風溫擾之發爲痙病神昏齘齒瘈瘲不寧法當

滋養肝陰以榮筋脉清滌痰熱以安神明者也
阿膠　羚羊角　茯神　竹瀝　细茅菖蒲　鈎藤
象貝
伏暑挾濕上与痰凝下与血结腸悶善嘔經後脹痛所由
来也治法先宜開達上焦嘔止胃安乃可調下
半夏　芦根　竹茹　广皮　茯苓　枇杷葉　白蔻
姜汁
病因風火襲入少陽耳鳴不聰早投補劑菌連膺膝發爲

瘍症經久不愈屡發屡止是從外施治兼服清上之劑者也至于口乾引飲心煩不寐便溺数濇則心肺有熱而肝腎之陰不足以濡之是當以甘潤益陰之品滋上補下標本分治並行不悖庶幾于治有益

人参　麦冬　生地　生百合　生甘草　北沙参

北五味　知母　山茱　茯神　棗仁

滋上補下之劑

用菜照前

火升頭痛耳鳴心下痞悶飲後即發此陽明少陽二經痰火交鬱得穀氣而滋甚与陰虚火炎不同先宜清理继与補降

竹茹　茯苓　半夏　橘紅　鈎藤　羚羊角　炙甘草　石斛

陰不足而陽有餘肝善逆而肺多鬱脉数氣喘欬逆見血脇痛是清治宜滋降更宜静養不尔恐其血逆未已也

小生地　鬱金　荆芥炭　小薊炭　童便　藕汁　白

芎

身半以上痛引肩臂風濕在手太陰之分故行動則氣促不舒胸膺高起治在經絡

用活絡丹

此熱淋也治宜清通

小生地 木通 甘草梢 川萆薢 牛膝 淡竹葉

犀角 灯心

陰分不足復挾痰風腰背痠痛夜必盜汗宜補而逐之

桑寄生 牛膝 独活 熟地 川断 杜仲 茯苓
丹皮 炙草

肝火上盛咽噎不利有似噎病盖非噎也擬以甘润之剂
治之

茅根 麦冬 川贝 蒌皮 生桃仁 川石斛 蔗
漿 人乳

食减形削脉遲便溏中氣大虛非補不可
用六君子湯加益智仁

心熱腎虚水火不交便濁心悸所由来也宜先清理而後補濇

小生地　丹皮　茯神　竹葉　甘草　琥珀　麦冬　灯心

心脉独大口乾易汗善怒血逆此陰不足心陽独亢宜犀角湯

生地　白芍　犀角　山梔　丹皮　甘草　茅根

胃虚氣餒肝独横逆以强凌弱則爲胃病齒齦亦胃脉所

入故為腫痛法當和胃制肝

人參　川連　茯苓　白芍　廣皮　當歸

中痛得食則已按之亦已此虛也宜補養不宜攻削

桂枝　茯苓　白芍　萸肉　大棗　半夏　粳米

久痢脉虛左弦腰背膝脛更痛此病從脾反腎宜治下焦

人參　川椒　烏梅　炮姜　川連　當歸　桂枝

腹滿便溏足腫脉弦脾弱中滿之徵也

炙附　茅朮　神麯　澤瀉　川芎　廣皮　厚朴

炙草

脾土不反肝木來之腎水做之右開按之空斯其徵也

乾姜　茯苓　益智　巴戟　小茴香　白蒺

酒多穀少中土虚濕肝風内動語澁涎溢頭暈乃類中之漸宜預防之

白术　半夏　茯苓　橘红　炙艸　天麻　鈎藤

脉大陰不足陽有餘也不耐勞亦耐熱溺赤而便溺溏常多夢泄此症當以清心安腎為要雖曾失血不宜便作虚

勞治

六味丸空心服　補心丹　夜服

脾腎濕寒下注右膝脛痛腫而色不赤其脉當遲緩而反小促食少輒欲嘔中氣之衰亦已甚矣此時當以和養中氣爲要腫痛之處姑置不論且未有中氣不復而膝脛得愈者也蓋脾主四肢故耳

人參　半夏　茯苓　廣皮　木瓜　益智　粳米

嗽欬不已近復發喘胸中滿脉不數痰多當是痰火內熱

不宜遽作玄勞治之
瓜蔞霜　杏仁　紫菀　海石　貝母　栝蔞根　桑皮　橘紅
欬逆上氣多從飲治但脉勁帶数恐其漸趨入癆損一途耳
紫菀　杏仁　半夏　白前　茯苓　炙草　乾姜　五味
肺移熱于大腸下爲鼠瘻上爲咳嗽脉数食減虛勞之漸

也

阿膠　兜鈴　茯苓　杏仁　炙草　米仁　貝母

糯米

肺熱腎虛胃液不和欬嗆中痛足冷鼻流清涕形瘦骨病雖雜出其治在腎以腎為胃關肺為腎母也

加減八味丸

人參去

臨月下利而浮足腫小腹滿小便少此寒濕也病在太陰

葱梗　厚朴　茯苓　炙草　廣皮　白芍　澤瀉

姜皮 木爪

肺痹欬喘宜溫通不宜寒潤

以桂枝 杏仁 茯苓 甘草 乾姜 半夏 五味

子 白芍

濕熱不與清利而與溫燥致傷肝肺之陰目赤口乾欬嗆

臂脛俱痛宜隨燥與熱

羚羊角、甘菊 生地 甘草 淡竹葉 木通 茯

苓 灯心 丹皮

左關獨大下浸入尺知水虧肝陽亢甚下消汲腎陰之津藉
則陽益張矣滋水清肝乃正法也
六味加知母玄栢龜板天冬杞子
四肢禀氣于脾胃脾胃衰無力氣以禀則爲顫振土衰木必搖故起頭暈也
人參　黃芪　白朮　茯苓　炙草　天麻　橘紅
當歸　半夏　白芍
頭暈耳鳴舌乾腰膝少力脉上大下小此腎水不充肝木失

内科貫唯集不分卷

〔清〕通意子撰

清均望抄本

内科貫唯集不分卷

本書爲中醫醫案著作。據封面所題，本書爲均望（號『河南布衣』）所録。通意子，即包昭兹，又號璿璣洞主。上海中醫藥大學圖書館藏有《貫唯集》兩卷，又名《通意子醫案》，據序言落款時間，可知此書成書於清光緒己亥年（一八九九）。它與本書内容相近，應屬不同的傳抄本。本書共分爲三十四門，收録醫案三百三十餘則，雖稱《内科貫唯集》，但内容包括兒科、婦科和咽喉口齒科等科病證。全書以脉案式書寫，證因脉治一綫貫通，尤其是識證辨證往往一語中的，關於病機的議論精詳且頗具啓發性，用藥亦有心得。

河南布衣向覃藏

衲貲唾集

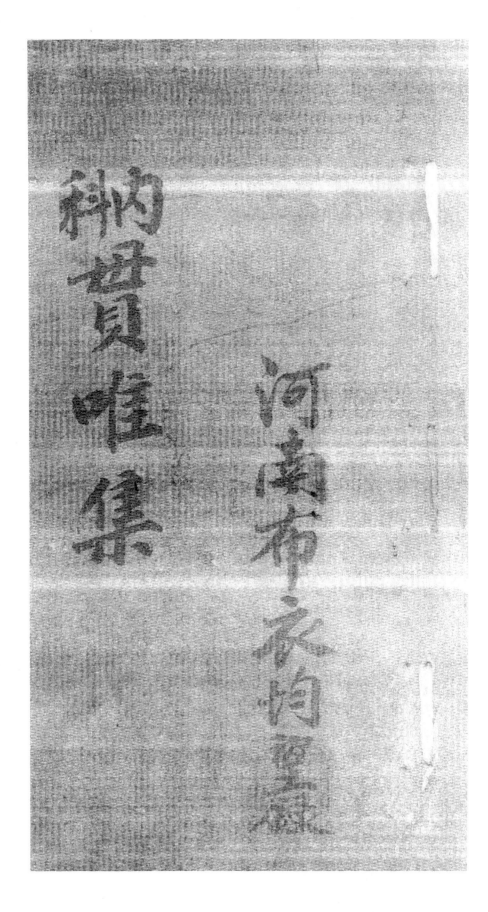

貫唯集内科目次

肝風

劉 右

肝脾不和積久化風上擾則為頭暈嘔逆下陷則為腹滿膨痛亦當春回陽動之時病勢有增無減春分前後恐有意外之变急宜慎調為嘱

香附 半夏 陳皮 茯苓 白朮 首烏 甘菊

青皮 决明 延胡 砂仁 炙草 姜竹茹

張 右

肝風

脉象浮數而濡舌白帯膩不时沉沉頭暈胸痞脇膨肝邪乘春

今之感倏動倏静無右寧止援述逝復经停两月法当先理肝邪俟其小愈再議調经

香附　首烏　白朮　茯苓　延胡　青皮　瓜蒌　池菊

陳皮　烏药　枣　钩藤　砂仁　生熟苡米

朱右

脉象左弦數右弦緊舌白罩藍少液不时頭暈於常漾漾欲嘔胸痞失暢食減不多而易飽难化由肝陽乘春令之感犯肺則頻頻犯胃則欲嘔胸膺塞填氣不流行火風勃擾使然也兼之酒客中傷易成痰飲若不急治交長夏濕土司令恐有諸病叢生

之累擬進仲景法

全福花包　瓜蔞皮　法半夏　蘇子打　沙參　茯苓　枳實

炙艸　橘紅　延胡　丹皮　双鈎　甘菊　竹二青

江右

平昔肝胃氣逆胸脘不時作痛時發時止有年矣近復感冒風寒熏挾溫邪欬嗽痰粘胸痞少納翕翕發熱淅淅惡寒表邪蟠蟠踞不徹此攻法当先理標恙再圖本病

全福花包　杏仁打　蘇子打　赤苓　山梔　橘紅　連喬　麦冬

採芸曲　六一散包　白薇　桑叶

肝風

宋 右

脈濡細舌微淡白胸痞氣逆腹膨脛腫此肝火化風擾及太陰脾藏上冒則爲頭暈嘔噁嘔吐痰中帶血踞中則爲䐜脹侵下則腿足之病見症雖輕淺急宜怡情安養之方乃冀痊若徒恃藥餌恐無益耳

金福花包　蒺藜　半夏　陳皮　薏仁　瓜蔞　茯苓

延胡　青皮　鉤〻　吳茱　竹二青

王 右

五旬以外經水按月仍至且致趲前是血虛生熱逼其妄行也脈弦數舌白不渴頭暈欲嘔亦肝陽乘春氣上升擬旋覆湯溫代茲萊再

失治交長夜濕熱交蒸遂有腫脹之累

中生地　白芍　川芎　歸身　綿芪　条苓　甘菊

石決明　牡蠣　炙草　延胡　烏鰂骨　木香　薏仁

夕利　元眼肉　棗

又

服前劑略見效驗因誤食海鮮以致肝陽振動上擾則為頭暈下陷則為便溏淋帶以仲景法先理其中

党參　白术　香附　半夏　延胡　木香　雙鈎　川斷

杜仲　枳殼　炙草　茯苓　蓮子

肝風

劉 右

脈形濡濇 舌杭胖而乾 先由鬱損肝脾 嘔吐發也 繼由肝陽上逆 頭暈眩冒 四旬以約經也 總咽膈背脊臍小腹疼楚 是藏病延及八脈也 授症合脈 殊為深固 須防[illegible]漸成蠱疾耳

瓜蔞皮 薤白頭 全福花 絹包 牡蛎 白朮 老蘇梗

半夏 代赭石 枳实 生熟苡米

劉 右

古稀之年 五液不足 前患血症 愈不慎勞而病 株實根于此 近患食入不多 入則反出 膈噎之象已見 脈弦數 非易效也

張 右

脾虚肝旺痰氣不循交侵去秋至今正氣未肯來復飲食不常而入則不舒逼欠臍腹躍躍跳動不夜脈形樁數帶弦弦舌胖而白

用金匱法緩補

金福花 猩絳（猩絳旋覆同包） 瓜蔞 半夏 白芍 甘草 白芥子 牡蛎

白术 枳實 陳皮 茯苓 穭豆衣 青葱管 竹二青

又

前進金匱法臍腹跳躍已止脈亦略轉和緩寢食如常是得效之徵再以補中益氣佐化痰不冀全功

肝風

太子參　白术　茯苓　炙草　新會皮　半夏　瓜蔞皮

茅术　牡蠣　石決明　歸身　白芥子　白芍　穞豆衣

又　棗　青果

少太二陰素虛，濕延厥陰，以致肢懶乏力，心中懊憹，驚惕，肉瞤，脈

形濡數，無神，舌白，濕黃，亦濕疫乘虛入絡，漸有痙厥脫胃之虞

擬進養陰化痰以清絡道，醱苦鎮攝以安神氣，加意慎調，猶可冀痊

南沙參　白芍（桂枝三分拌）　茯苓[illegible]　菖蒲　元參　龍骨　丹參（猪心血拌）

牡蠣　天竹黃　南星　半夏　甘草　柏子仁　歸身

柏子仁　歸身　木香　橘紅　姜汁　竹瀝

肝風

張右

病由春季木旺傷脾〻絡氣阻而成單〻腹脹自春及夏有加無已刻復食不舒嘔吐漾〻六旬以外患步难許霍丑

半夏 白朮 姜皮 茯苓 青皮 高良姜 砂仁 川朴

川連 枳殼 採廿茴 烏药 枳實 香附 佩蘭叶 佛手

翁左

寒濕鬱久化熱眼目肌膚瘮黃肢瘦腿軟步動乏力耳內不時鳴响頭眩振款作指節麻木等血虛氣弱邪氣乘之也當灌填潤理

川朴 茅朮 半夏 青陳皮 牛膝 木瓜 桑枝 秦艽

天麻煨 一钱 首烏 三钱 羌獨活各钱 川芎钱 下 歸身钱 五加皮炒 一钱

防風巳炒钱 秦桑枝 钱 烏芝麻二味合包 三钱

趙左

厥陰肝木体不足而用有餘，遂致太陰脾土受制，陽明陽土失其升降之司，刻当秋凉外來引動長夏所伏之邪，是以胸痞飽悶，飢不欲食，頻頻噯，脈來細數帶弦，法当疏肝順氣以调脾胃。

厚朴 半夏 瓜蔞皮 白蔻仁 蘇梗 杏仁 香附

赤茯苓 佩蘭叶 莱服子 炙艹 枳實殼 青皮

沉香曲 鮮佛手

牙痛

營血不足水虧木旺陰火上升牙痛綿綿不止脈來左手弦而帶數右濡弱而數舌苔光陰虛陽亢津液內耗燥氣上溢頭筋板掣法宜柔肝和陽兼滋陰液則不治痛而痛自止矣

白蒺藜去刺　杭菊炭　丹皮炒　川石斛　製首烏

冬桑叶　茯神　细生地　杞子　石决明

桑白皮　穭豆衣　霞茅　橘絡

虛損

劉右

病經八月反覆多端今復寒ゝ熱如瘧時止時作汗泄過甚亡陰虛陽不戀陰氣陰上泄也小溲赤濇大便或結或溏乃氣化不及所致脉來弦數而緊按病勢實為險重蜂起多端在途矣姑擬一方以冀萬一之幸

製首烏 潞黨參 白朮 茯苓 麥冬 真阿膠（牡蠣粉八分拌炒）

炙黑草 炙芪皮 方通草 東白芍 鷄子黄 白糯米（童七手內拌炒）

又

虛損

病患久延不復，二炁造偏，氣血虧損，經治後以曾服效果千萬萬幸也。孰意不善調將，一傷于早汗，再傷于食滯，遂致大汗淋漓如雨，猶幸淺而胃收，是謂越之陽還。知潛液尚可望其收功，再議既忽視，恐難措手耳。與攙峻劑補之以救，功虧一簣之失。

須左

党參（元米炒老黃）　冬朮　歸身　白芍　山萸肉

淮山藥　麥冬　棗仁　炙草　炙綿芪

五味子　茯神　紅棗

據述病情，去秋起症，時止時作，經事後患寒熱來頭，似瘧非瘧。現診脈象弦數帶沉，舌根燥厚微黃，臟液已被灼傷。據症合脈，外邪已解，不必再進清散。擬用甘涼以養陰液，微苦以疎經道，調養得宜，可望霍然。務宜靜養，勿勞陽氣，則陰氣自能潛生矣。

大原地 [illegible]　麥冬　元參　炙草　阿膠　柏子仁

麻仁　地骨皮　金石斛　川貝母　女貞子　白茯苓

上白糯米

改方　前方去茯苓、貝、斛，加遠志、棗仁、洋參、冬朮

何左

既冠之年体氣未能充長不時翕翕發熱鼻衄盈盈溢血面色晄白惨淡不華其爲先天不足可知脉来弱數舌白少津急宜培益脾胃直清灼熱俾後天生氣来復身能雄壯耳

西党参　生白朮　茯苓　炙草　地骨皮
女貞子　淮山药　丹皮　青蒿　麦穀芽
金石斛　炙交曲　麦冬　红枣

顧左

平素曾患吐血去冬經治血止至今不復發作果深幸也然陰氣大虛逼陽於外以致翕翕發熱日

虛損

漸羸瘦動則氣上而促脈來數疾舌乾少津
乃勞損之根蒂也理之非易

中生地 大麥冬 天冬 花粉 知母 元參 女貞 金石斛
炙艸 青蒿 生鱉甲 生龜版 炙黃柏 阿膠 淡菜 蓮心

色
右

久病正不肯復肺胃之陰失其涵養遂致肺氣日虛胃口日
索是以飢不欲食納食不一不時猶有寒熱脈形細弱無神當茲
春陽發盪百草齊長之際其病有加無已故其日漸向愈恐難
應手姑擬仲景法合東垣方復之扱之以冀萬一之幸

上洋參 麥冬 金福花絹包 五味子 茯苓人乳拌蒸 東白芍

又

歸身 生穀芽 毛燕（去毛另煎汁沖 絹包） 冬虫夏草 京元參 海蛰

二次覆診 前進育陰養液之屬，胃納頗適，肺亦漸潤，是胃氣來復之機，實為佳兆，再擬加意靜潤，庶無他變。

大生地 天麦冬 归身 白芍 炙上芪 党參 元參

山药 茯苓 炙草 五味子 穀芽 牡蛎 红枣

湯右

及笄之年，失於調養，女红针黹過勤，肝脾受病，是以頭為之動搖，耳為苦鳴，經事仍形愆期，不時翕翕發熱，童癆之漸也。兼再血海告竭，其患伊于胡底。猶幸脈象未至弦洪速，宜靜潤藥餌，尚可。

虚損

细生地 归身 白芍 女珍 烏鰂骨 茜草 香青蒿 地骨皮

阿膠（蛤粉炒） 生鱉甲 乾首烏 元參 甘菊炭 炙艸

小兒門

色幼

稚年陰氣未全陽氣獨盛加以多食香甜飢飽寒暖失調致成五心熱熾夜分寤不肯寐更屬長夜濕蒸壅滯最易感邪擬進清暑泄熱消食化痰以免成驚癇之累

青蒿（川）一錢 地骨皮三錢 半夏一錢 赤茯苓一錢 六一散三錢 黃芩（酒炒）一錢 枳殼一錢 澤瀉一錢 豬苓一錢 苡仁三錢 山梔一錢 神曲一錢 麥芽三錢 陳皮一錢 佛手一錢

陳左幼

稚年陰氣未全陶先易冒疫濕積于絡脈膠粘不化始由週歲時驚發癇甚則不省人事迄今年八歲屢止屢作刻診脈濡數帶

弦舌苔白膩先擬湯飲使其嗽緩再議丸劑

西党參　粉歸身　製半夏　製天虫　陳皮　腥胆

白芥子　廣鬱金　藿香　延胡　杏仁　麯末丸十四片 白丸廿許

竹瀝　薑汁

色 幼

稚年猝受驚駭内停油膩粘滯之食加以清晨多飲漚醴釀膠結於中亂其神明氣為之不舒然為之上干以致目睛上視口閉不語齒嚼流血舌為中斷其血從自鼻而注視指紋隱伏不顯兩脈短促攷此病脈情形實為棘手因念救情之誠勉擬此方不識藥能下咽否尚之以俟　高明酌定

小兒

烏犀尖　羚羊角　川連　生黃　淨鈎　黑梔　胆星
天竹黃　生草　菖蒲　元參　連喬　全虫炙　天虫
廣鬱金　皂角敲碎去皮弦核炙　竹心　灯心

周幼

驚發驟然而來，厥而醒，醒而懞，神呆不語，口緊齒齘，腹膨便泄，甚則陰囊抽縮，筋攣，與脈象均屬模糊。穉年患此，頗為凶候。先進牛黃丸一服，俟其神氣甦醒，再用湯方。

川朴　杏仁　腹皮　枳實　香附　木瓜
淡苓　赤苓　六一散包　香茹　猪苓　玉金
石菖蒲　絲瓜絡　竹心　灯心

韋仰

寒〻熱日輕夜重　微汗不暢　大便時溏　脉濡數弦　舌白少津　稚年陰氣未全　脉陽獨甚　臥感暑邪　充斥三焦　是以淹〻不已　擬用白虎加人參法　冀其少減　方許無碍

洋參　熟石羔　知母　淡芩　桂枝　茯苓　白芍

益元散包　兜〻小石　青蒿　苡仁　竹叶　煨姜

白元米

小兒

癍痧疹瘰

章仰

痧以九日汎伏太早伏邪乘机下陷復因過食生冷
以致邪滯氣滯太陰脾臟濕阻熱毒上擾則喉腫蒂腐
咳嗽頻頻痰粘不爽下注則毒繫腸胃瀉瀉下利上下交病
盤踞中都飲食不思而成噤口闊手指經紋混混不顯脉細
數帶弦症勢化輕從丹溪東垣法撤苦降泄本兼甘涼養
胃陰以望輕減為幸

鮮沙參　細川連（半生半炒）　淡黃芩　生甘草　焦枳殼
地榆　銀花　牛蒡子　大連翹　貝母

痧病疹瘰

又

青皮　赤苓　蓮子　甘蔗皮　嫩竹叶

痧後餘邪留戀未清四肢腫脹時冷晨輕暮重脉象細數舌白尖紅此脾虛氣陷土衰不能勝水恐延重恙宜補中益氣兼佐化痰為治

上洋參　焦白朮　白茯苓　炙甘草　東白芍（桂枝）

粉歸身　炙柴胡　綠升麻　廣陳皮　炒薏米

小青皮　生蘆茅（桑葉汁）　老姜　棗

氣虛腠理不密風邪乘之留于分肉之間發為丹疹脉形浮而濡當用益氣疏邪以清表也

南沙參　大麥冬　荊芥　甘草　茯苓　山梔

貝母　杏仁　連翹　丹皮　枳殼　元參　銀花　蘆皮

錢左　脈形滑數而弦，舌乾苔厚微黃，症經半月，未得暢汗，刻現便泄腹滿，口渴而不多飲，此邪鬱遂不達之象，防有瘢疹之變，擬進透邪疏泄，以冀轉輕為幸。

鮮沙參　大力子　連翹　薄荷　象貝　桔梗　枳殼

淡芩　羚羊角　皮杏仁　鈎鈎　豆卷　甘艸　芫荽

金左　偏體發生赤斑，搔癢無度，而亂不已，此陽毒症也，用藥清從血分理之。

細生地　歸身　丹皮　赤芍　蒺藜　地膚子
紫草　白茯苓　澤瀉　鮮首烏　生草

劉左

偏体發瘰搔癢無度病由表衛清道羈留于分肉之間若失其治最有成痼之患擬方以候　尊裁

鮮首烏　柏子仁　蘇合油　苡仁　豨薟草　金銀花
茅朮皮　白鮮皮　生草節　萆薢　澤蘭　枳殼

又

前年曾患漆瘋經治而痊昨晨下復發加以耳衄溢出膿花數數為氣熱芤為血虛當以甘涼益其陰苦降泄其熱俟道路清而望寧復

再診

鮮生地　鮮首烏　鮮斛　白芍　黄柏　橘絡　青蒿
荆芥穗　炙草　鈎藤　銀花　山栀

某

病後正氣未復，早手起動，風邪乘虛而入，復因滯物停中，以致復病。病經五六日，其中变態多端，迭經大解，而表裡之邪仍未清泄，有邪陷痙厥之變。刻診脈象乍疎乍數，時大時小，舌苔尖紅根焰黄色灰黄，神識蒙昧，按症合脈，已入險途，姑擬一方，以冀轉減為幸。

欬嗽

周 左

診得脈左弦數右濡數卧患咳嗽晝減惟于清晨作痰時尚未寧止此木火刑金之徵也標述下部或有遺泄亦是龍雷無形之火為病于茲冬令加意慎調

紫菀　牡蛎　貝母　玉竹　沙苑　元參　龍骨

北沙參　山藥　五味子　金櫻子　百藥煎丹　芡實　蓮鬚

張 左

咳嗽

久嗽不已氣機失揚卧則欬愈甚此積勞化燥之症須防失音吐血

金沸花　葶藶子　瓜蔞仁　沉水香　生枳實

桑白皮　杏仁　白茯苓　杜橘紅　陳蛤壳

劉右

脈來細數欬嗽止而復作痰多淡而復黃近因勞碌傷陽惱怒傷肝故不寐治當兼顧

杜蘇子　北紫菀炙　生甘草　枇杷叶
南北沙參各　川貝　石斛　紫菀炙　桑白皮　瓜蔞仁打
金福花包　橘紅　苡仁　茯苓　炙草

朱左

久欬氣虚腠理不密遂致藩籬失其司開外邪得以乘机而襲脈弦數舌苔微垢身熱氣逆作喘茲當春陽鼓蕩之際肝木用事上逼肺金最有失血之變當慎之

金福花包　大連翹　白杏仁　沉水香　炙白薇　粉前胡

貝母　瓜蔞仁　杜蘇子　大豆卷　香青蒿　焦山梔
炙草　赤苓　蔗皮

於右

按述夏季暑受痧着過重上干腦户驟致欬嗽頻頻于初秋疫中曾兼血溢前医僉治愈刻刻診脈右細數左濡數舌苔滿白而膩此痧毒与濕邪互結也擬進泄濕化毒並治

桑白皮炙 二錢　廣藿梗 一錢　大連翹 三錢　撫川芎 八分　杜蘇子炒黑 二錢
瓜蔞仁炒打　象貝母去心 二錢　川厚朴 八分　杜杏仁去尖 八分　赤茯苓 二錢
金福花包 三錢　炙甘草　冬桑叶揉碎去筋 一錢　塊滑石 三錢　鮮藕尖

陳左　咳嗽

刻診脈象弦緊而濡弦為風緊為寒濡為血不足而氣有餘是

以久咳不已形神羸瘦急宜調治否則有肺痿、之變矣

金福花（絹包） 瓜蔞仁 杏仁 蘇子 象貝母 知母 前胡

桑葉 兜鈴 百部 炙草 蛤殼 秋梨 枇杷叶

嚴右

肺熱葉焦欬嗆痰腥偶帶血絲口中辟辟燥胸中隱隱痛是肺

痿之徵也刻診脈花弱無神症非易效

金福花（絹包） 瓜蔞 知母 貝母 杏仁 生苡米 紫菀（炙）

鮮沙參 桑叶 茯苓 生草 蘆根 枇杷叶

朱右

診得脈象數而帶弦欬嗽發熱自秋及冬屢減屢劇症由

鬱怒傷肝木火熾甚反刑肺金肺叶受爍津液耗損固防

有成癆之变来春訊防上升最宜防慎否則吐紅必至矣

金福花（絹包） 薏仁 冬瓜仁 杏仁 梔仁 蘇子 紫菀 兜鈴

象貝 知母 桑葉 茯苓 甘草 苡米 枇杷叶

天一生水腎属水之原不能尅火也二生火心属火之盛反能勝水兼之金有所傷水因之而益涸木無所制火藉之而愈熾虚陽日盛真陰所以日衰也余視此症宜心腎交治以取水火既濟之象庶几可以挽回一二須以漸療予康泰泰呈然志涵之病固固当服藥亦可不僅服也宜於早晚之间行入定之功世務悉屏於度外宗事不切于意中其病乃却其心中不知要能悲是否余姑擬方

錫方

咳嗽

金石斛三錢　遠志炭一錢　石蓮肉三錢　抱木茯神三錢　柏子仁三錢　炙百合錢
生苡仁錢　旱蓮草錢　女貞子錢　芡實三錢　藕節三錢

又方　鮮藕汁一杯　蘿蔔汁一杯　生姜汁半杯　甘蔗汁一杯　秋梨汁一杯
人乳汁兩杯　童便半杯　冰晶糖三兩
共煎三沸，潮潮服一茶匙，用白滾湯沖服，服後即服前藥。
此數汁治勞瘵嗽也。

吳左　脉象較前略和，熱灼亦減，惟欬嗽尚未寧止，每交寅卯時汗泄過
多，是陰虧陽冒，氣火易燔所致，再擬前法加減。
南沙參　川貝　麥冬　元參　茯苓　紫菀　冬瓜仁

桑皮　橘红　炙草　兜鈴　山梔　決明　牡蛎

夏左

病後正氣未復陰陽氣乘欬嗽瘦矣前曾見血今多乍止而病根仍固擬于補益中略理痰嗽以望全功

綿芪　沙參　玉竹　山藥　白芍　茯苓　川石斛　桑子

炙草　牡蛎　百合　紫菀　西瓜翠衣

宋左

咳嗽經四月不止鼻塞脇痛時解時作述病情固由感邪而起表散用藥不為錯誤蓋以秋令漸深燥氣用事溫表尚恐不及而後進溫些之劑乎刻診脈沉伏無力加以耳聾失聽其邪據清道顯然營血日因之有損嗽甚不止恐有吐紅氣逆甚矣

咳嗽

細生地四兩　二泉膠溶化冲　大麦冬　黑草　麻仁　茯苓　五味子

元參　細辛　辛荑　川芎　桔梗　枇杷叶拭去毛炙

陶右

疫伏久年咳喘氣逆坐則不得卧近更疫中溢血脉濡數芾除

舌苔少津先用仲景法理、、

麻黄二分　杏仁　白术　炙草　葶藶子焙　苡仁　老桂木一分煎汁冲兑

白芍　冬瓜仁　甜瓜子仁　白芥子　元參　麦冬　茯苓　大枣

金右

脉象洪數左部略弦時覺身熱咳嗽嗽作而痰粘青色是木火有

餘逆刑肺金必欬用清肅涼潤以平木火

鮮沙參　元參　杏仁　紫菀　百部　冬瓜仁　川貝母

青蒿　地骨皮　丹皮　杜橘紅　蘇子　白茯苓　炙草

白殘花　甘蔗

劉　右

濕遏熱伏上逼肺胃，先曾眼腫，繼因過服寒涼，遏其生發之機，以致咳嗽頻頻，夜中帶血，脈左弦右數，病根此發也。

青蒿　前胡　桑白皮　瓜蔞仁　冬瓜仁　杏仁　蘇子

橘紅　沉香　馬兜鈴　紫蛤殼　炙草　茯苓　桑叶　延胡

陸　右

素患咳嗽，去冬經治，咳止倖適際，今春陽鼓動，木火用事，刑及肺金，其咳復作，肺絡已被損殘，更見咳血，沖年患此，務宜加意防慎，苟仍忽略，損怯不遠矣。

咳嗽

又

北沙參　大麥冬　花粉　元參　川貝　知母　製半夏

旱蓮草　茯苓　甘草　紫菀　金福花　杏仁　竹茹

沖年陰氣未全，智識早開，龍雷易動，上刑肺金，欬嗽咯血，今逢春陽動發之時，其症復作，前案已有損途之戒，今另暫止，其根未拔，還宜格外防慎。

金福花　代赭石　麥冬　旱蓮草　紫菀　桔梗　製半夏

北沙參　杏仁　茯苓　白芨　川百合　炙黑草　竹二青　青果

劉右

病由上年產後不復，出納陰傷，肺葉為之焦涸，欬嗽頻作，吐痰濃厚氣穢，近復汗泄過多，乃營虛損及表分，口中淅淅燥腦

中脘隱隱痛肺痿之象顯著擬進甘涼養陰以畜肺金微苦微辛以潤絡緩緩調之庶幾漸臻佳境

白玉沙參　麥冬　冬瓜仁　瓜蔞仁　象貝母　元參

紫口蛤殼　紫菀　生苡仁　川百合　丹皮　炙草

細辛　連翹　知母　陳只瓜仁

又

嗆嗽

前進養陰之品已獲小效似屬應手但肺衛嬌臟金賴胃家津液以涵方能滋潤而寧靜今則肺病久矣一時未易能養誠病另減甘根未楞核仍宗前法理之

白玉沙參　麥冬　五味　紫菀　瓜蔞仁　元參　地骨皮

白朮 炙草 蛤殼 川百合 茯苓 柏子仁 百藥煎 霜桑叶

陸左 欬嘔有年時發時止此屢矣近復嘔逆食減咳劇更甚乃脾肺兩虧之症理之難效脈數而弦擬用仲景法

老桂木 於朮 茯苓 炙草 枳殼 檳榔

甜葶藶（大棗一枚全打） 半夏 全福 杏仁 乾薑 瓜蔞皮

五味子 沉香 竹青 伏龍肝

包左 宿傷痰飲積久致咳痰出腥痰氣逆不得安臥是肺癰之根萌也一切辛辣鮮肥在所禁例

葶藶（焙） 茯苓 杏仁 丹皮 冬瓜仁 瓜蔞仁 元參

朱右

桑叶 生草 象贝 兜铃 前胡 芦根

失血之后咳嗽不止痰色由稀而浓内热蒸肺金受损脉象细弦带数不耐重按根本受伤调治不易

北沙参 麦冬 冬瓜 冬瓜仁 紫菀蜜炙 生地 川百合

苡仁 蛤壳 橘络 阿胶蛤粉拌炒 杏仁 枇杷叶

吴

刻诊脉象搏数带弦舌苔根白据述先患腹中结块攻撑渐见足肿晨泄频作此肝邪肆扰屡病缠后木火刑金上凌肺系屡咳之不已周络纵脉皆伤是以胸旁胁肋俱痛也此火乃倏来倏去莫定踪然则随喜怒消

咳嗽

長繼剝陰液暗耗而陽光愈熾矣午後汗泄遇冬是陽安、
計侍使然按法合脈大勢尚可調攝毋使動怒爲要
全福花包 冬术 茯苓青代拌 蛤殼 紫菀 桑葉
北貞子 元參 丹參 青蒿 川貝母 穞豆

評藥

施

去冬失血惡咳交春復血雖未見而咳勢不平午後氣升
欲喘平卯咳嗽乃下元根柢不固氣少攝氣升納之權
症孔極淺靜養善調目下三伏炎蒸句坤爲幸

南北沙参各　牛膝炭　元参　白扁豆生打　馬兜鈴蜜炙

雲茯苓　石決明生打　南花粉　沈香屑　杜阿膠蛤粉炒

益元散包　冬桑叶

吐血

遇左　咯血多年時作肘止脉弦數舌苔白欬嗽氣升胸腹嘈辣手
少陰虧陽冒擾其龍雷既發理之非易收效也
瓜蔞皮　杏仁　杜蘇子　貝母　桑白皮　丹皮　粉歸鬚
茯苓　生熟苡米　沉香　炙甘草　橘絡

鄒左　擾述病由仲春患欬晚見吐血迨秋季大吐既吐之血濃厚
沉着而黯少頃行之痛七刻診脉象氣濡而細法當降氣
通絡以杜其發病之漸
生錦紋　川鬱金　粉歸身　粉丹皮　茜草根　旱蓮草

上沉香　桃仁泥　紫丹參　瓜蔞仁　杜蘇子　絲瓜絡

按述病由春季咳嗽帶血，農人勞力過度，復為暑熱蒸肺，氣尚得不傷，是以數日甚而血日多，陰氣告竭，陽氣失潛，欲圖血止，必先順氣，若猶欬甚，難許霍然。

旋覆花　猩絳（包）　花蕊石　牛膝炭　生軍炭　澤蘭　桃仁泥

粉歸身　白薇　沉香　老蘇梗　川鬱金　參三七　炙黑梔　鮮旱蓮

姚　右

吐血

按述久咳已曾見血，刻診脈左弦洪，右弦數而關脈獨細，寸木大，反形肺金當乘春令，有血冒之虞，急宜慎調為囑。

紫菀　杏仁　蔞仁　冬瓜仁　馬兜鈴　苡仁　半夏曲

橘紅　貝母　山梔　杜蘇子　甘草　茯苓

又　前按論及見脈弦洪而數須防疫血大吐今果然矣蓋當春令肝脈理宜見旺今則右關反細是宿傷爲病也在法爲難治姑擬一方以冀血止嗽減便是生機

光杏仁　粉歸鬚　丹皮　延胡　茜草根　京赤芍
牛膝炭　苡仁　生錦紋（韭根汁拌炒）　花蕊石（煅）　炙乳沒　降香汁　藕節

又　診得脈象左弦洪右弦數氣逆上沖肺胃陰傷咳嗽血止在膽脇之際藥餌恐一時鮮效也

飛石膏（水糊拌炒先煎）　肥知母（去毛炙）　瓜蔞仁（對切）　杜蘇子（對切）　霜桑葉（童子手內揉去粗節）　下

郭 左

蜜百部 一錢 馬兜鈴 一錢 炙黑山梔 七分 旱蓮草 三錢 川貝 二錢
二泉膠 蛤粉炒 二錢 甜杏仁 打 三錢 京元參 二錢 大地栗 三枚 環䖳海蜇 漂 一兩

病由負重受傷心背脉絡有痛欬嗽吐痰鼻溢血塊脉數而滑舌起紅點步上進火熾逼及心肺之陰之隨肺胃伏熱也若不急治恐有失血入損之累

金福花 絹包 二錢 猩絳 同包上 八分 歸尾 炒 錢半 桃仁 打 二錢 延胡 醋炒 二錢 前胡 一錢
瓜蔞仁 打 三錢 冬瓜仁 打 三錢 石菖蒲 八分 桑白皮 二錢 白茅根 二錢 丹皮 炒 二錢
杜蘇子 打 三錢 參三七 一錢 炒桑枝 錢半 側柏葉 炒 三錢

又 吐血

服前劑鼻血胸背痛均止惟喉塞氣逆痰粘不爽是

肺陰被虫灼，失其清肅之司，症情稍愈，病根未拔，還需加意慎調。

旋覆花　猩絳（同包）　瓜蔞仁　冬瓜仁　貝母　橘紅　杏仁

沉香曲　川鬱金　黑山梔　連殼砂仁　竹二青

判左

體弱表虛，脈形細軟，平昔多汗，欬痰帶血，此陰虛陽亢，藩籬疏微，外邪最易襲入，先用疏邪肅肺，理其嗽，順氣化痰，俟其平靜，再議峻補。

清艾藏

南北沙參　焦白术　茯苓　蘇子　冬瓜仁　瓜蔞仁

馬兜鈴　霜桑叶　炙草　貝母　橘紅　杏仁

又

元參錢 白前錢 鮮藕一斤

二次復診脈仍細數欬痰尤帶血絲自覺臥下之血從顛頂而來乃陰虛陽冒滲入絡中也服前劑汗泄頗減臥寐脈形過細恐久反復一切起居飲食宜加意慎調

旋覆花（猩絳布包）錢 蜜紫菀錢 白薇錢 丹皮錢 元參錢 冬瓜仁錢

上阿膠（蛤粉炒）錢 百藥煎一錢 橘紅八分 炙草八分 貝母二錢 茯苓錢

白扁豆三錢 鮮藕一兩 枇杷叶三片

劉右

吐血

新舊兩傷均屬要害是以經醫治根株未除務正初冠之際陰陽宜協否則最恐有他變近更吐血量不甚多而童年最宜防

慎擬方准服四剂

全当归　中生地　紫丹参　長牛膝　杏仁泥　全福花

炙乳没　杜橘络　甜瓜子仁　冬瓜皮　参三七　白茯苓

炙甘草　茜草根　紫降香

劉右　吐血久延十四五載屡止作或輕或重近以過勞傷及陰氣血隨陽冒盈盆盈碗有不可遏制之勢殊為深慮診得脈左弦洪右弦數陰氣日漸枯索矣猶幸胃納頗甘起居尚健還可措手一切語言動作飲食寒暄自宜加慎

粉归身炙土　粉丹皮炒木　牛膝炭　茜草根木　生錦紋炒　紫花参

又

花蕊石醋煅三 真阿膠蛤粉炒二 炙黑草八 蒲黃炭一 參三七末 宝珠山茶

二次服診血液大吐之後陰氣日傷則胃氣日索精神頓憊有

不可支持之態當效古法治血輒以溫補所謂治血先治氣也

刻診脈左部浮弦右部細濇兩尺按無急宜峻補兩儀俾從天

生氣復得一分便能生一分陰氣也

上洋參一元米炒桂元肉包蒸 炙綿芪 天麦冬各二 歸身炒炭 萬年根 旱蓮草

清阿膠蛤粉炒 大熟地 炙甘草 白茯苓 生谷芽 女貞子

參三七 宝珠山茶 藕節 紅糯稻根 三味煎湯代水

劉 左 吐血

診脈浮洪而急吐血頻甚逢春不發便是佳兆但陰氣未

胃未復則陽氣易于上冒，還可復燃之炎，仍擬育陰潛陽以治其本，略加表裏之藥以治其標，倘得脈象漸平，再商峻補。

南沙參　焦白术　茯苓　炙草　旋覆花　旱蓮草

芡實　白薇　苡仁　紫菀　生米芽　白茯神

淮山藥　蓮心

腎陰不足，肝陽有餘，平昔吐血傷陰，痰火凝聚，乘虛竄入絡中而成瘰癧之症，用藥往時寒涼固非所宜，而過用溫補亦非正治，須從清疎，帶補育陰潛陽，順氣化痰，漸漸調理俾

此不過四劑便是功效耳

中生地四錢(炒) 歸鬚續一錢(炒) 赤白芍一錢(炒) 茯苓三錢 川芎八分 粉丹皮三錢

鈎籐(後下)二錢 牡蛎(打先煎)五錢 元參三錢 貝母(打)二錢 橘絡八分 藕節五个

夏枯草(薑汁炒)三錢 銀花(炒)三錢 薑一片 棗二

葛右

咳嗽積及肺系胃絡亦傷近見吐血頗甚肺胃之陰兩傷

燥氣爲病也脈來细數而濇當先順氣止嗽以平血絡一切

辛温之燥都當禁例

烏犀尖(磨汁冲)五分 大黄炭五分 杏仁泥二錢 牛膝炭三錢 金福花(包煎)三錢(新絳屑同)

茜草三錢 杜蘇子二錢(打) 瓜蔞仁二錢 白前一錢 炙草四分

吐血

茯苓三錢 沉香一分 歸鬚一錢 丹皮錢半 鵝管石 蛤殼一兩 元參一錢 枇杷叶三片

前進和營涼血之劑，咳血已止，嗽亦得平，已屬應手所惡

脈猶細濇，防再作，俟後議耳

又

大生地 歸身 白芍 旱蓮草 炙草 白朮

女貞子 山藥 茯苓 橘絡 杜蘇子 元參

甜瓜子仁 金沸花包 川貝母 枇杷叶 寶珠山茶

陳右

前年曾患鼻衄，經治得愈，至今復發，陰虛陽亢，上干清道，刑克金令，洪陽升騰于上，陰血隨而上沖，且平昔積有宿傷，是以胸脇板痛，腰膝痠楚無力等症見也

理之殊非容易

大生地　歸身　白芍　炙草　荊芥　二泉膠(蒲黄炒)　白薇
黑山梔　柏片　牡蠣　刮白龜版(秫炙先煎)　決明　丹參　淡菜

又

鼻衄止而復發　進養陰熄風之屬　已得小效　脉來洪大數暈
兼以平素肝腎陰虧　氣火無制　更值春陽震動　其勞動擾
不已　立夏在邇　防有吮血之累　慎調勿懈

生綿地　石膏　知母　牛膝　首烏　藕炭　決明
杏丁參　鈎藤　白芍　炙草　茯苓　霜桑叶(去粗筋烏芝麻拌打)

蘇左

吐血

脉來兩手皆數　舌苔淡白　时數泛泛作嘔　去冬曾見溢血

今逢春令血雖未吐而胸膺滿悶殊甚壯年患此未可作小恙視也

製半夏（永糖拌再切） 新會皮 瓜蔞仁 苡仁 杜蘇子 金福花包

白茯苓 白蔻仁 甜瓜子仁 白杏仁 白前 象貝

枇杷葉 鮮桑葉

又

痰氣漸疏肝風未靜諸恙得減是藥之效也惟胃口餘濕未化宜於補陰中略佐息風滲濕為治

中生地 半夏 白芍 白朮 石斛 麥冬 苡仁

川萆薢 茯苓 陳皮 白蒺利 鈎藤 桑枝 白殘花

王左

大凡務農者每受傷損々及臟腑則見血症內經所

謂陽絡傷則血上溢是也茲因過勞以致溢血始則咯吐繼久咳久病根已帶沉深猶幸不甚咳嗽用藥迭乃奏效

生地炭　归身　丹皮　赤芍　桃仁　冬瓜仁　甜瓜子仁

牛膝　旱蓮草　茜草　阿膠　蛤殼　丹參

馮右

肝脾不和中脘作痛是本病也然宿恙胸痞少納是標病也茲兼咳嗽吐血腰痠作楚為損根之象宜慎之

魚鰾　白薇　石斛　杏仁　旱蓮草　淡芩　知母

象貝　橘紅　炙草　麥冬　茯苓　防己　扁豆叶　苡仁

芊右

（吐血）產後營衛失度寒熱燔灼咳嗽頻頻夜中帶血後天生氣

又

亦傷故飲食不甘納食不舒善暖理之殊非易易

金福花 甜杏仁 歸身 丹皮 紫菀 炙草

冬虫夏草 象貝母 茯苓 冬瓜仁 進粟 淮山藥 鮮藕

咳血從治得止咳脈升提太過引動陽越後致大吐現更氣亂急

胸痞少納後天生氣亦傷矣

金福花包 側柏炭 歸身炭 天花粉 紫菀

生牡蠣 紫蛤殼 冬瓜仁 元參 炙草

旱蓮草 參三七磨汁 五味子 淮山藥 藕汁

失音

秦左　欬傷肺葉風火揚盛痰血並出音啞声嘶最有肺痿之累脉弦數而洪当先清肅為治一切高声叫喚及鮮肥油膩之物宜忌

金蒲花　桑叶　蔞仁　元参　桔梗　杏仁　冬瓜仁
白前　兜鈴　蟬衣　炙草　知母　熟石羔冰糖拌
貝母　鮮蘿蔔汁

胡左　刻診脉象浮洪而弦久欬音啞痰中曾帶血條據述病由迎風喊叫烟焰乘机内襲蓄于肺系遂致金氣失降愈欬愈燥愈損考即喉痹重症也閲喉关内外嵌空玲瓏色若棠葉

失音

理之恐非易易也

煨石羔冰糖拌二錢　知母二錢　貝母三錢　百部一錢　炙草五分　馬勃五分

瓜蔞仁二錢　蛤殼八錢　紫菀三錢　蟬衣二分　沙參八錢

百藥煎一錢　枇杷叶三　环顏海蛰漂二錢

又

喉痺失音，欬疫氣逆，陰虚陽亢之徵，前投甘凉清潤之劑，脉象稍和，惟痒咳身熱，小水赤濇未止，似宜養陰肅肺以順氣機，略佐~~議~~淡滲以清相火，冀其漸臻佳境。

南北沙參　瓜蔞仁　冬瓜仁　玉竹　炙草　於朮

橘紅　蛤殼　貝母　山藥　白前　女貞子

某

竹二青　淡竹茹　灯草

病由怒鬱傷肺 怠悲傷肝火邪乘机上冒氣擾肺竅以
致頻見声啞咳痒继作並無吐血痰〻虫等症其為外邪不知
刻診脉细数帯滑喉关内外作腫而喉癬〻〻漸也法宜清肃
太陰兼理少厥二陰若能怡真調理可望向安

沙參　元參　麦冬　川貝　馬勃　花粉
知母　百合　甘草　蟬衣　玉竹　山栀
橘紅　冬虫夏草

失音

喘

金右 揺述上年孟冬悞落河溪宍湿侵襲肺系当时即見咳嗽延延至今幾及百日加患氣喘上逆並若呼泣刻診脈形細濡若再失治則由浮腫至矣擬進定喘法

蜜炙麻黄 皮杏仁 白朮 茯苓 紫蘇叶 枳实
款冬花 薏仁 半夏 橘红 姜 白果

陸右 感受冬温復挾肝火以致氣逆喘促刻診脈左洪數弦散右細數舌苔厚滞步飲食氣交併為患須防增劇錄方候政

牛蒡子 大連翹 薄荷葉 款冬花 金福花包

茯苓　代赭石　生枳实　杜苏子　上沉香　大卷豆

山栀　杜橘红　甜杏仁

張左

冬温原係秋燥之餘邪深伏火炎時必先顧其津液方能化燥咳紅之累若不依此法務必血從痰溢矣刻診脉弦數舌苔黄燥是其徵耳

鮮沙參　麦冬　元參　梔仁　杏仁　肥玉竹

天花粉　甘草　紫菀　黑梔　丹皮　象貝母

枇杷叶

喘

痰

李右　痰飲久不愈欬嗽氣逆不得臥甚則擡肩擷項脉细數用溫
肺溫胆合法

甜葶藶焙　錢半　麻黄根先煮一沸次去浮沫　錢半　白杏仁打　三錢　茯苓　三錢
半夏　三錢　姜皮八分　梹榔　三錢　枳实　三錢　炙草　錢半
廣皮　錢半　五味子焙　錢半　浮石　三錢　竹二青姜汁炒　三錢　大棗　二枚

郭右　病由偏損脉络瘀与氣因之交阻經治後失偏呆痙而胸
膺不時氣逆甚則氣逆圍聚持于飲食異痊服藥未振
病株以波咽喉結有痰堤咳之不出嚥之不下此內經所謂

久瘧也用三因四七法兼佐化痰

川朴一下　半夏彡　茯苓三ネ　蘇叶蘇梗彡　甜葶藶（炒）亻下

蔞皮三ネ　枳殼亻下　桔梗亻下　沉香汁　廣玉金彡　橘紅亻下

天虫一下　訶子肉一下　海浮石三ネ　姜汁　竹瀝

吳

診得脈息左弦滑右數滑舌白中黃而帶焦擬述病由去年起神崇讝語出則不省人事由腎水素虧肝火有餘遇惱怒則更劇曾經理治止而復作此屬矣今逢春氣蒸動陽不潛藏此病又作每遇寅卯之交讝語更甚此為肝胆之

痰

無根浮壯水以制陽光安神化痰佐之緩之可效

大生地　山藥　川貝母　遠志炭　茯苓　丹皮

萸肉　酸棗仁　麥冬　真珠母　整塊辰砂（絹包扎懸煎）

炙草　石斛　竹瀝　荊瀝　薑汁

許右　情志少暢，以致坎離不相交，精陽氣化風，挾痰火內熾，上擾神舍，遂致徹夜不寐，言語無度，脈象重按弦滑而硬，肝經氣火鬱閉不達，當以泄肝暢氣為主。肝木平則風自熄，肝氣和則痰自降也。

羚羊角（先煎）三錢　天竹黃　錢　雲茯神（辰砂拌）錢　焦山梔　三錢　陳胆星　七分

靈磁石（煅）[illegible]錢　明天麻　錢　大連翹（辰砂拌）二錢　七分　二錢　[illegible]　[illegible]　[illegible]

瘥

又

按熄風和陽參以寧神豁痰，諸恙均退，夜寐亦能安寐，皆屬轉机，但脈象仍見弦滑，滑為痰，弦屬風，可知火風未熄，風木柔和，所謂爐烟雖熄灰中有火也，調治不可不慎，務須怡情適志為囑

大力子 二錢　薄荷 五分　菊花 三錢　白桔梗 一錢　青龍齒 三錢
九節菖蒲 八分　白蒺藜 二錢　四味蔗漿代水　赤金器 熬湯 一具　竹瀝 沖 一杯　姜汁 沖半匙
淨鈎〻 錢半　粉前胡 錢半

抱木茯神 辰砂拌 錢半　白蒺藜 炒去刺 三錢　明天麻 七分　酸棗仁 打 三錢
九孔石決明 生打 一兩　靈磁石 三錢　粉丹皮 炒 錢半　池州菊花 炒 錢半
化州橘紅 鹽水 一錢　青龍齒 煅 三錢　炒遠志 八分　瓜蔞子 打 三錢　淨雙鈎 錢半

宋半夏 錢　廣玉金 錢　白桔梗 錢　頂沉香 分　煎湯代水（淮小麥 池菊花）

杜橘紅（三味泡湯代茶）　夜交藤 三錢　金箔中　一帖

色左

前案論及痰火上干心胞，驟然蒙昧，擾其神明，語言無序，寤寐不寧。平昔所用，有傷腎體不足，乘於春陽鼓盪，身中諸陽隨之而升，是以見症如斯。恐一時未能奏績。刻診脈象弦細而數，舌滑無苔。擬進養陰以清脈絡，苦降以化痰火，俾得神志安寧，機樞靈敏，庶乎復其原。所進藥餌，如斯之也。

中生地（四圓白切）　麥冬（勿去心 辰砂拌赤）　抱木茯神（辰砂拌赤）　廣玉金　紫丹參（猪心血拌）

川百合　元參　郁李仁（拌杵片）　連翹殼（生地末少許拌入用）　大紅成胞

炙甘草　真川貝　陳胆星　元武版生打先煎

左牡蛎打先煎　陳丝瓜络　竹瀝　薑汁　石菖蒲先打後汁沖

調經

陳右　偏右季脇隱隱作痛按之則否步任脈隸屬肝木乘之逆攻衝道窒塞失其通調之度法當和營通絡以順氣机所謂通則不痛是也

中生地　歸身　全福花絹包　木香　香附　杜仲

兎絲子　延胡　白芍　瓜蔞　川芎　炙艸　茴香

又

刻診脈象兩寸細滑按遲經水三月未至近見腹脹就脈症並參勿作喜論　候去服核定

細生地　歸身　白芍　丹皮　半夏　淡芩　延胡

周右

经事愆期行时腹痛延及腰脊不时泛泛欲嘔脉象细数

法当温养以和八脉

橘红　木香　茯苓　炙草

生地　归身　桂心　红花　香附　木香　沉香

延胡　枳壳　石英　茴香　茯苓　砂仁　炙草

黄右

沉寒积冷下延中央上失患腹痛经事愆期继复咳嗽痰

粘胸痞纳谷不舒脉象细数法当先理其标以图其本

香附　瓜蒌　苏子　沉香　贝母　苡仁　金福花

陳皮　枳壳　茯苓　炙草　竹叶

调经

周右

經事趲前行時腹痛近復納食不甘嘿心漾漾欲嘔脈来细数
舌白少津擬用養營調經理其本兼苦降以治其標調理兩月
坐其循以擬度自然經水准期

生地　歸身　白芍　丹參　炙甘草　香附
沉香　鬱金　烏藥　延胡　枳殼　紫石英
半夏　條芩　茯苓　玫瑰花

吳右

據述經来趲前潮少不時身热頭暈脈弦数右细舌白少津
此五志之陽過動燔灼傷陰則陰水日見枯涸也大凡坤體法
地宜通宜調若失其常度安得有生養之機急宜慎調其理勿懈

生地 歸身 柴胡 茯苓 麥冬 花粉
知母 黃柏 丹參 蒺藜 炙草 白芍
女貞子 月季花 薑竹茹

脈形漸和是經治漸效之徵但坤体以經事準期為要設有偏阻則諸病叢生奚脈莫懷珠乎今擬調和奇經安靖斷肝胆以養陰壯水收攝之藥于經前服三劑經後再服三劑另以丸藥常服一切生冷痰宂概以忌食

又

調經

生地 歸身 白芍 川芎 條芩 黃柏 丹皮
川斷 延胡 杜仲 金石斛 女貞子 知母去毛炙

又合丸方

炙甘草中下　月季花二朵

太生地砂仁末四分同打　東白芍桂枝五分煎汁炒　大麥冬去心　紫石英煅先煎　紫丹參　茜草根

粉歸身酒炒　淵党參　二泉膠杜蛤粉炒　雲茯苓　四製香附　炙草

法半夏　真廣皮鹽水炒　淡條芩酒炒　延胡　烏鰂骨去研極細末　枳殼炭

女貞子　菟絲子

右藥共磨為末用鮮玫瑰花十二朵同石英汁泛丸如桐子大每早晚飯進三四錢淡鹽花湯或溫湯送下

夏

坤體屬陰而其用屬陽天癸誰則病少而難易育反此其病叢至也刻診脈弦數帶濡按述經水愆期時腹痛腰痠法

当補任順氣健[illegible]治之

羊参 麦冬 香附 茅术 白芍 烏药 橘红

川芎 蒺藜 半夏 首烏 菟絲子 花去粉 秦艽

歸身 月季花

夏

六淋氣怫復肝火積久損及脾藏衝任帶脈俱傷以致腹疼痞結成塊甚則噯心作嘔而經水按月仍至不甚愆期此由六疫脾困藏傷使然也先從温湿化痰順氣通絡為治

茅术 半夏 吳萸 烏药 青皮 延胡 木香

茯苓 首烏 柴胡 川朴 白蔻 陳皮 瓦楞子

調經

泡干姜　煨姜

孫右

肝邪入于血絡，並挾痰飲上擾胃脘作痛，痛甚作嘔，下結癥瘕作痛，痛甚作脹而且沸，沸延久有瘕痛，痛更刺，診脈細數者，神經本現以淋瀝不已，症勢非旦夕所能救也。

桂木　白术　半夏　青皮　木香　延胡　烏鰂骨
茜草　川楝子　柴胡　白蔻仁

袁

及笄之年，經事已而復止，腹痛沉沉，有時大便溏薄，遏其營衛常度，病由過食[illegible]，遂使衝任二脈氣血不振，近復由下中及上，不時嘔吐涎沫，職是故也，急宜加意慎調為囑。

白术　歸身　茯苓　延胡　烏藥　青皮　香附
木香　茴香　川朴　沉香　苡仁　炙草　生姜

趙

經事先期以時腹痛時有痞塊氣撑脈數帶弦細左虛俾更受寒邪法當温以和之
肉桂研冲　乾姜　半夏　陳皮　川朴　白芍　延胡
炙草　炙枳殼　茯苓　蘇全　木香　建曲　淡條芩
木蝴蝶　煨姜

葉

調經

診得脈象細濇兩尺弱甚經事趲前不准加以腹痛狂振三月而遲去肝火鬱結損及奇經按症合脈實爲沉痼擬方

復以調之

歸身　川芎　白朮　茯苓　白芍　炙草　枳殼　烏藥

延胡　沉香　玉金　青皮　山楂子　條芩　佛手

又

經事素不能准或前或後或多或少今復經行半月不止腹痛綿綿不已四肢懶倦飲食不甘食入胸膈覺飽悶傳延及脾胃若再因循失治以致腫滿至矣

黨參　白朮　白芍　歸身　炙草　條芩　炮薑

川芎　烏藥　肉桂　石英　杜仲　烏梅炭　延胡

香附　煨薑

李　衝任氣弱陰血不足經事趲前不准脈數而濡理宜和肝養胃

党參　白朮　赤芍　沙參　歸身　川芎　茯苓　炙草

香附　麥冬　桃仁　紅花　瑰花　竹二青

楊　平昔肝脾失暢氣機不調漸延衝任兩經以致經行腹痛

趲前不准診脈濡數而弦急宜調理衝脈以和肝脾俾

得循以按度方許懷麟

生地　歸身　丹皮　香附　延胡　烏藥　條芩

炙草　茯苓　杞子　烏鰂骨　茜草　沉香　枳殼

調經　又　大凡坤体地道失疎矣、往來不准一有愆期諸恙叢集

或為頭暈嘔噁或為腹痛結瘕其病不可名狀今診脈細濇帶數舌滑黄苔陰虛而氣滯也調之非易

生地　歸身　白芍　麦冬　紫石英　烏鰂骨　茜草　半夏

川芎　青皮　玉金　延胡　炙草　竹二青　玫瑰花

劉

經水久不通以則上逆而為衄血未謂之倒經也更復血虛火熾灼筋絡脈道不循常度是以左手足屈伸不便耳急宜加意調治

大生地　粉丹皮三錢　茯苓一錢　米白芍炒三錢　炙草五分　二泉膠溶化冲一錢

麦冬一錢　地骨皮一錢　香青蒿鱉血拌炒三錢　生鱉甲二錢　淨紅花炒五分

粉歸身一錢　火麻仁炒打一錢　柏子仁炒打一錢　茯苓朱拌蒸三錢　茺蔚子炒打

胎前

吴

脈象細數微滑頭暈眩冒噁心欲嘔經過五旬有懷麟之喜
擬進健脾化濕益泄木邪

歸身　白芍　川芎　枳殼　半夏　砂仁
橘紅　炙草　首烏　青皮　白朮　菊花

周

妊娠五六月脾胃司令脈來滑數頭暈嘔噁食飲不甘此
內經所謂惡阻也

半夏　白朮　蘇葉蘇梗　枳殼　陳皮　香附
沉香　淡芩　川芎　茯苓　砂仁　炙草

胎前

張

接述娠懷五六月，寒熱乍輕乍重，汗泄頗暢，口渴反飲，病住一旬，未曾稍減，其邪其勢有進無退，刻診脈象左弦數、右細數，舌苔微黄、灰黄，胎元已被熱傷，姑從氣虛邪急用意，望其邪却則胎自安也。

洋參 錢　桂枝 後下 八分　石膏 先煎 兩　知母 錢　淡芩 一錢　柴胡 八分　桑葉 一錢

白朮 錢　茯苓 錢　枳殼 八分　青蒿 錢　白薇 一錢　粳米 [illegible]

戾

病由伏邪究熱而起，遷延兩月，或止或作，時經付重，變端百出。今復腹痛殊甚，姙娠患此，最有墮胎之慮，擬從除虛血少，胎失所養用意，則肝邪橫逆自平，其伏邪猶未肯澌咳，以左台方年

未

洋参　歸身　阿膠　白芍才ホ一　炙草　地骨皮　茯苓
白朮　沉香　延胡　麦冬　青皮　木蝴蝶

滑脉系陽部洪數經停百日是懷麐之微見腹脹瘕殊
甚乃勞碌血熾有損胎元切宜防慎

白朮炒　香附炒　延胡醋炒　烏藥一錢　紫蘇葉一錢　枳殼一錢　白芍炒
蘄艾五分　条芩酒炒　炙草五分　砂仁一錢　山梔三錢　黃楊樹一兩　[illegible]二个

亥

診脉象細數而滑不時頭眩作作懶食思強掙述經水三
月未行撥症合脉是懷麟之象撥從脾胃調治脉佐泄木
清熱以固胎元

半夏（麻油炒）錢　白朮錢　茯苓錢　炙草八分　枳殼八分　歸身錢　鈎藤三錢
甘菊錢　條芩錢　杜仲錢　牡蠣錢　山梔三錢　荆芥錢　砂仁八分

色

病由小產，傷及衝任，經事趲前落後，脉細數，舌苔白薄，
以和營調經爲理。
生地　歸身　白芍　川芎　香附　蘄艾　延胡
丹參　丹參　半夏　廣皮　枳殼　茯苓　炙草

畢

肝火素盛，肝氣鬱結，三月肝木司胎，爲氣火所戕，以致落紅
胎墜，茲當暑炎，濕蒸不無，嗜食生冷，貪涼冒風，瘀血凝滯，
腹痛殊甚，脉細濇無力。細爲氣弱，濇爲血蓄。古人謂小產重

于正産良有以也急宜溫通逐瘀兼順氣机産可無虞若再遲延失治不特後患險惡且有內瘀外瘍之憂擬進生化法是為正治 不可畏天時酷熱而服寒涼慎之慎之

歸尾 紅花 桃仁 炮姜 肉桂 延胡 青皮 澤蘭
川芎 砂殼 香附 炙草 佛手 益母草 查炭

宋

妊娠四五月脾胃主令偏左腹痛甚則氣墜下墜脉來細數肝邪乘虛為患也

金鈴子 延胡 歸身 白芍 柴胡 枳殼 大腹絨 青皮
半夏 炙草 蘇梗 茯苓 新會皮 砂仁 佛手

胎前

宋

妊娠五六月，跌傷損胎，昨下血腰痛，胎仍未墮，據述時寒時熱，脈來疾數，苔白膩，隱現青光，大有墮胎之虞，姑擬一方以候高明。

生地炭　歸身炭　條芩　柴胡　川芎　白芍　蘇梗

刮白龜版　阿膠　冬瓜皮　炙草　烏鰂骨　茜草

足色紋銀　苧麻　血餘炭　黃楊樹頭

程

刻診脈象弦數促急殊甚，舌苔白黃，肝氣逆作喘，胎元被熱邪燔灼，內不得安，極症脈頗險，姑擬一方以候高明酌鑒。

烏犀尖　鮮生地　生石羔　寒水石　連翹　元參

人中黃　生草　白芍　條芩　銀花　知母

色

產後

伏邪溫勞瘧不准烘寒熱或增或減汗泄不樹飲食倍常易飢嘈雜產後固虧陰虛未便遽用補法其咳嗽氣逆是邪逆氣分所致診脉搏數而洪擬用白虎加桂枝並玉屏風法

南沙參　磁石羔　知母　白芍　茯苓　黃芪皮

赤茯苓　防風　生草　白朮　牡蠣　地骨皮　粳糯米

朱

產後三載天癸未轉乳汁素所未行近復兩脛倏冷倏熱脉弦數而濇去陰虛生熱八脉因之有損也宜加意慎調多進藥餌尚可

细生地　歸身　丹參　元參　麦冬　青蒿　秦艽

又方蒡　去穀芽系附延胡

加烏鰂骨茜草　產後

鱉甲　茯苓　炙草　生熟穀芽　東膠　川斛　金斛　難子苗　白元米

汪　據述去年產後着惱傷及肝脾，寒熱時止時作，綿延至今，漸增畏寒怯冷，胸痞納少，手指痠麻，足跗浮腫，種種皆是產虛不復，所以診脈弦數急急，關搏否則栽恐善法難效耳

細生地　歸身　白芍　地骨皮　青蒿　丹參　桃仁

烏附　柴胡　女貞子　炙草　茺蔚子

陳　據述產後感受寒溼，與血交蒸，藴久化毒，發為口糜，現象齒浮齦腫，舌碎頤腐，妨于咽食，脈象搏數，照景岳法治

鮮生地　任洗　細生地　米泔浸　光滋

吴

蘆薈钱 生草钱 銀花一钱 青黛钱 絹包 薄荷钱 川萆薢一钱 貝母钱

前五載產後未復，肝邪乘隙，觸感延及奇經，以致經期落後，重陷崩
曾見吐紅咳嗽，痰粘不爽，口乾少津，肺胃之陰亦漸被傷，刻診脈兩
尺弱無神，部細數，急宜慎其調理，方許懷麐之喜耳

細生地 歸身 白芍 麥冬 知母 元參 真阿膠 蛤粉炒 丹參
黑草 茯苓 延胡 香附 枳殼 月季花

金

產後風寒襲于經絡，鬱而為熱，以致寒熱久延半載不愈，防成損怯重恙
青蒿 柴胡 丹參 丹皮 白朮 炙草 茯苓
青皮 歸身 陳皮 生地 半夏

產後

顧

遞述病情由產之後未復，以復觸怒傷及脾家，以致早暮陽氣發越之時頭暈欲仆，噁心作嘔，知饑不能進食，大便秘而通而不爽。刻診脈象左細數，右弦數，舌白苔燥，此係陰虛液虧而積濕未化也。擬從滋養液熄風兼清濕濁，滌之潤之。

洋參（黄汁） 麥冬 半夏 秫米 橘紅 苡仁 佩蘭

石決 元參 杏仁 穀芽（松香汁炒） 藿香梗 荷叶邊 蓮子

杜

因邪攻產之後經旬，陰分熱往來不能分清，曾佈白疹淨盡而熱猶不肯解，刻下營陰內虧，伏邪留絆纏綿之候也。

歸身 丹皮 赤芍 青蒿 白薇 穭豆衣 子芩 杏仁

許

病由胎前曾患欬嗽寒熱，分娩後寒熱間作，近復發咳頻頻，加以氣逆喘促，甚則不能安卧，夜不肯寐，現下兩脛作腫，日進食飲不多。夫脾肺腎三經皆病，是系產后血脫之候，氣机不失收攝，已屬重恙，若再遷延，致成腫滿，理之恐難奏效。

洋參（薑汁炒） 白朮 炙草 茯苓 歸身

半夏曲（薑汁炒） 棗仁（川黑豆研） 遠志 郁李仁（猪脂汁炒） 紅棗（煨炙） 百藥煎 茺蔚子

又

服前劑脛腫稍退，併略健旺，似屬應手，所嫌氣机仍然促急，脈象較前略和，仍用春降增減以安其神。

中生地（薑汁炒） 歸身炭 山萸肉 淮山藥 五味子 茯苓 丹皮

產后

炙草　川貝　蛤殼　白芍　杏仁　阿膠　麦冬　胡粉

周

病由産后裂穴腹痛便泄頃診脉細濇無力舌滑苔中剥
后虚之象顯著擬用理中合桃花法補以升之温以濇之俾
泻從天生氣來復再議丸劑可望向安

川朴　冬术　茯苓　甘草　肉豆蔻　官桂　小茴香　葫芦巴
巴戟天　骨碎補　煨姜　干姜　牡蛎　益智仁　赤石脂　防風　砂仁

陸

産後未復外感風寒襲於經絡之間積久化瘀致有寒熱之變并少腹結
塊瘀氣交阻使然也脉來細濇苔薄舌紅少津擬以和營順氣以通固結

生地　归身　桃仁　澤蘭　烏藥　全福花（新絳同包）　柴胡　延胡　荊芥
炙草　山查炭　小茴香　青皮　香附　炮姜

李

血崩

初診脈象細濇而濡，舌白無華，久病反復，身端血崩如注，淹淹莫能轉側，面浮肢腫，痞脈兩虛，莫之為甚。恭當春陽振動，脾胃受肝木之戕，叔身食減，胃倒將何饗之。急宜扶助以天生氣萬理奇經之劑，以冀萬幸。

潞党（元米炒）三錢　冬术（土炒）錢半　熟地炭三錢　二泉膠（牡蠣炒）三錢

歸身（炒）錢半　白芍（炒）錢半　延胡（醋炒）錢半　茯苓三錢

海螵蛸三錢　湘杞炭錢半　木香（后下）八分　炙升[illegible]

血崩

觀音座炙灰 下 南棗 三枚

二次復診 脉象較前稍和 血崩漸止 飲食漸加 似屬應手 但久病之體 脾胃陰陽不復 通身脉絡失疏 以致面浮㿠白 四肢腫脹 都緣脾虛 仍防變重為要

黨參元米炒 三錢 白朮 錢半 茯苓 三錢 歸身炒 錢 丹參炒 錢半 川芎 八分 白芍 錢半 生地 三錢 車前子炒 三錢 麥冬去心 錢 大腹絨 三錢 薤白頭 錢半 苡薏仁打 炒穀芽 三錢 煨薑 二片 元棗 三枚

三次復診 投前劑諸恙悉減 脉象亦漸起 色神氣頗

旺飲食倍加生冷天寒氣濕根原脹調皆可冀復原

黨參 白朮 茯神 歸身 白芍 棗仁
遠志 生地 二泉膠 蒲黃 木香 大腹絨
車前子 炮姜 高良姜

宋

病由血崩之後原氣未復淋延肝藏內風振動故有
頭暈欲嘔之擾脈細濇法當崇脾潛陽重鎮上冒之風

歸身 白芍 瓜蔞 半夏 牡蠣 石決明
叢參 天麻 甘菊 茯苓 炙草

周

肝腎不足脾胃有虧以致月水過多坤造逾年五旬
血崩

經水未已，脈來濡數，帶亂至長夏，濕土司令，防有腹脹之象。

細生地（砂仁末拌炒炭） 歸身炭 白芍 荊芥炭

炙黑草 枳殼炭 石決明 牡蠣 紫丹參

木香 白朮 陳皮 製首烏 甘菊 條芩

雞冠花

周

中年以後，八脈失固，前經血崩不止，今雖暫住，正氣已虧，頭眩，下胃弱少納，食入不舒，還有若脹滿之氣，為治冀其調理，方許無虞。

黨參 綿芪 歸身 白芍 半夏 柴胡
枳殼 升麻 茯苓 新會皮 炙草 延胡
川芎 玫瑰花

黄

據述病由五月間起，患血崩時發時止，未有安日。入秋以來，所下血液漸少，而白帶頗多，飲食漸減，面目皖白，虛浮，四肢亦浸虛腫。此病深戕及脾胃，所進穀食精華不克消磨以變血，所謂虛極不克變赤者是也。土衰則不能勝水之勢，泛濫狂瀾莫制，則恐不成水腫難矣。所幸脈尚細滑，擬進十全大補，佐以理治奇經，備錄服為妥適。

血崩

王

便是佳境

大熟地　白芍　川芎　歸身　黨參　炙草

肉桂　製川附　白朮　知仁　炙草　烏鰂骨失笑

牡蠣　山藥　炮姜炭　煨姜　紅棗　觀音座艾炭

平昔奇經有影，八脈不固，延及脾胃，失健肝胃傷

虛五十之年，天癸未足，淋瀝不已，延久有崩漏之虞

虛浮浮腫不免矣

生地炭　歸身炭　川斷　丹皮　二泉膠　蒲黃　牡蠣

石決明　炙草　木香　首烏　半夏　新會皮　白芍

小薊菜

癥瘕

蔡右 剡診脉象細濇帶弦舌苔微白噁心嘔吐渴水晝夜無休左腹結瘕攻撑作痛病經三月外飲食不思此厥陰之脉為沈寒濁陰固結也壽症合脉殊為險惡姑擬一方以冀輕減為幸

金福花 錢半　代赭石 三錢　淡乾姜 八分　吳茱萸 一錢

細川連 八分　東白芍 錢半　枳實汁 錢半　瓦楞子 三錢　木蝴蝶 十只

延胡索 錢半　川楝 焙黃沖 八分　製半夏 錢半　茯苓 三錢　[illegible] 八分

陳皮鹽 一錢　煨姜 二片

癥瘕

劉　右

肝邪與伏邪並發，寒熱作胸痺，肢腫不時，咳吐痰濁，腹中結瘕上撐，脉細濇，舌苔白，勢必犯邈

桂木以下朱　茯苓采　白术錢　炙草朱　三棱錢

大腹絨主　厚朴五　杏仁卅　木瓜五　延胡錢

莪蓬錢　青皮八　鬱金錢　瓜樓子極先研主　長流水

劉　左

脉來細濇無神，舌白滿布，中脘痞結，發時作痛，痛甚則嘔，此脾藏有虧，痰氣濕濁交粘，盤踞為病，經二載，根株殊深。據云入食稍減，曾傳服化后痛瀉作，得後與氣則快然如衰，法當扶土逐邪，緩緩磨滌，冀其漸得微效，方是吉徵

又

川朴七　大腹子皮各錢　瓜蔞皮錢半　延胡錢　半夏錢
蓽撥八　青皮八　鬱金炭錢　荷梗三　肉果仁廿
木香廿　雞內金真　陳香櫞三　茯苓錢　絲瓜絡錢

前進溫通甚降之屬，病勢稍緩，舌苔漸化，脈亦較前稍和。惟納食不甚運，健此肝脾氣弱使然也。法當寓消於補，以冀奏績。

黨參錢　白朮七　茯苓三　半夏錢　蔞皮錢　延胡錢
金鈴花程降木包錢　以雞白頭錢　蓽澄茄錢　高良姜錢
金果欖七　九香蟲二只　手帳紙十張　臨服沖白酒一小杯

癥瘕

郭 左

沉寒痼冷積於胃脘年久結塊時形上撑作嘔隱隱而痛脉細濇無力是屬挾宿傷壅塞脉道氣血為之失暢也

西黨參　製半夏　新會皮　枳殼　瓜蔞皮　薤白頭

淡吳萸　製川朴　焦建曲　茯苓　瓦楞子　沉香曲

製香附　炒青皮　延胡索

張

寒與氣搏積於下焦以致左少腹結有痞聚近復氣上衝痛嘔噁作嘔已服辛熱溫通之劑未得效驗刻診脉細濇而數乃寒邪化熱之徵擬用平木順氣擇其芳香流利之品先行調治俟痛稍退再商他法

瓜蔞仁一兩打 薤白頭洗 錢半 枳殼 七分 小青皮 錢半 桃仁一錢
延胡醋炒 錢半 紫石英先煎 二錢 炙甘草八分 白茯苓 錢半 半夏麯三錢
川鬱金 錢半 川楝子一錢打 三錢 雞枢柿 錢半 瓦楞子煅 三錢 歸身炒
兩頭尖一兩洗淨包 廿一粒 竹二青 薑汁炒 錢半

又丸方

高麗參另研末 兩 大熟地砂仁末拌炒炭 兩 湘杞子一兩半 沙苑子羊脂拌炒 兩半
瑣陽一兩 鹿角膠陳酒化 兩半 東白芍 桂心三錢煎汁炒 兩半 潼蒺藜一兩
山萸肉一兩半 仙靈皮一兩 川黃柏鹽水炒 兩 知母去毛炙 兩 厚杜仲鹽水炒
小茴香 兩 煨木香三錢 金櫻子去毛核一兩半 黃魚鰾牡蠣粉炒一兩半
癥瘕

白茯苓兩 車前子遍兩

右藥共磨細末用雄豬腰子壹副另煮極爛搗和為丸如無豬脊髓兩條煮爛代之再以青鹽手化水泛丸如梧桐子大每日申酉之間用開水送下五十丸

黄左脈弦緊帶數舌白氣上逆而短腸中瘕聚此肝邪與濕熱相搏氣為之不疎瘕為滯聚法當以陽明固攝耳理之非易

桂枝 白朮 茯苓 炙草 半夏 延胡 青皮

沉香　干姜　吴萸　查炭　杏仁　桃仁　煨姜

瀉痢

刘診脉象左细数右弦弱滞下經治得減少腹疼痛亦
平仍宗前意加減為法
香附　歸身　白芍　青皮　木香　延胡　烏药
沉香　枳壳　川芎　茯苓　炙草

寒熱附作痢下赤凍澼澼不爽小溲赤濇少腹漸膨此暑
伏溼鬱蒸之之氣積於腸胃之間而然幸脉象弦堅長
特瘧方許痊愈
厚朴　香連丸　青麟丸　赤芍　海南子

延胡　香附　建澤瀉　茯苓　青皮　枳殼
赤苓　車前子　六一散
頃診脉細數帶弦寒熱有汗未解時成瘧象此病由於暑邪
内蘊疫邪觸發以致先患吐瀉今雖病減十之六七而瘧象
未淨法當清化其邪再以珍重香芳通靈之品蕩滌餘邪
鮮石斛　鮮首烏　鮮沙參　白扁豆子
雲茯苓　川貝母　廣鬱金　川通草
益元散　琥珀　珍珠　銀花露　青蒿
杏仁　蘆根　佩蘭葉

頃接來札已悉壹是所云入夢如雲擾是肺肝氣虛來邪也不思飲食是脾家濕邪逗留不化也論理當進補氣（燥）生津液不足不便遽進法當清泄淡滲兼佐芳香舒氣機理之　方缺

據述先由便溏不爽遷延兩月腸胃之濕熱未清鬱蒸不已延入血分古人所謂遠血出於脾以致便後下血症已亂經近漫兩月相繼發腫蓋所怕日甚不早治必成重恙壹切生冷鮮肥及起居寒煖宜加意慎之

荊芥炭　歸身炭　夏枯草　赤芍

防風　川芎　甘菊　條芩炭　地榆炭

瀉痢

山梔　丹皮炭　生草　青箱子

平昔體虛脾弱陽氣不振於前數年曾患痢疾經治得愈相安無事有年近因暑邪內鬱濕熱乘脾氣之虛下注腸胃以致舊病復作裡急腹痛澼澼不爽防成休息重候脈象細濇而弱舌苔白膩先從清暑疏氣兼清積滯

厚朴　半夏　香附　延胡　木香　陳皮
川芎　六一散　澤瀉　通草　檳榔　赤苓
豬苓　車前子　佛手

寒滯氣滯積於腸胃以致便澼不爽赤白凍下少腹疼痛脉來弦細帶數症勢非輕急宜調治

党參　柴胡　歸身　檳榔　枳殼　炙附　桃仁
延胡　青皮　炙草　赤芍　蘿蔔干　玫瑰花
白殘花

下痢凍積赤多白少數至圊而不爽便後隱隱腹痛病延半載由陰傷及陽分小水混濁不清是濕熱久蘊中氣不足溲便為之變正合內經之旨也用駐車合補中法以冀漸效

瀉痢

川連 地榆 白芍 木香 延胡 柴胡 歸身

阿膠 萆薢 甘草 猪苓 黃蠟丸桂 白术 車前子

荆芥 側柏葉 荷葉蒂

脾胃氣弱飲食不甘關門失固大便不時溏薄寒熱出作

脉象數弱常弦舌苔薄白擬用補中益氣枕可冀効

黨參 棉芪 白朮 炙草 白茯苓

白芍 柴胡 升麻 陳皮 肉菓 益智仁

車前子 砂仁 紅棗 煨姜

新患瀉出紅凍解時無不腹痛乃濕熱阻滯於氣分

外關停積也擬疏氣和腑法

製香附 木香 川連 淡芩 赤芍 枳殼 老蘇梗

茯苓 吳茱 豬苓 澤瀉 川芎 白蔻仁

橘紅 荷蒂

久痢五月也陰氣將已告匱肝火乘虛上擾胸痹作痛

胃納不多脈來搏數帶弦舌乾少津症勢極重勉

擬書方以候明眼酌定

中生地姜汁 小川連同炒 阿膠蒲黃炒 白頭翁同炒 秦皮

赤白芍 煨木香 玉金 製香附

淡芩

瀉痢

炙草　延胡　姜皮炭　竹二青姜汁炒

滞下經月，凍尚未淨，當臍作痛，痛攻滿腹，肛門下垂，乃肝脾氣血兩虧，溼熱猶未清化也

歸身　白芍肉桂外黄汁拌　炙草　炮姜炭　木香

桔梗　紫菀　川連醋炒　升麻醋炒　紅花炭

兔絲子　荷蒂

鬱

鬱損奇任肺脾失和漫為風寒上逼以致痰涎上膈而出脈形細濇當以舒鬱順氣漸調

歸身　白芍　川芎　瓜蔞仁　川貝母

鬱金　炙草　蘇子　霍梗　橘紅

花粉　枳殼　山梔　茯苓

病由鬱損肝脾氣機窒塞絡脈阻滯所進飲食不克化津液以臍肢倦乏力腿痠嗜臥刻現腹膨填脹脈象細濇而沉先擬順氣扶脾並清痰濁復佐程補丹

鬱

當議補

金福花 瓜蔞仁 橘絡 半夏 木香

蘇梗 沉香 延胡 青皮 蒺藜

枳殼 砂仁殼 大腹絨

刻診脈象已和諸恙亦漸平復再能靜調可收全績

再擬補中益氣略佐疏泄以平為期

珠兒參 歸身 沙苑 蒼朮 黃精

細生地 炙草 牡蠣 白芍 香附

茯苓 橘紅 湘蓮子

病由蓄怒肝胃氣乘平昔積有濕熱氣機失于暢遂以致中脘痞堅痰癖殊甚延久最有伏梁之變一切鮮肥寒冷之屬在所宜禁否則延有內癰之虞刻診脈左弦長右濇數是土被木戕明徵也症非輕邈

厚朴　杏仁　枳殼　檳榔　沉香　烏藥
木香　青皮　炮薑　半夏　延胡　茯苓
草菓仁

茲屆暮春陽氣上越脾受木戕臟絡失疏以致食納作飽失于運化之司議以疏肝理氣醒于脾陽佐胃

且鬆機再圖治本

大生地 歸身 鬱金 香附 姜皮 橘絡
半夏 青皮 杏仁 陽春砂仁

悒鬱傷肝思慮傷脾中都氣窒失其健運之司以致不甚嗜食之覺易飽胸脘結塊如拳理之亦易散也

枳實 製半夏 川朴 蒼术 瓜蔞皮 廣鬱金
砂仁 製香附 范志曲 穀芽 新會皮
白茯苓 苦桔梗 陳香櫞

暑

營衛不調寒熱屢止屢作正氣素虧更爲邪擾法
當用補但近襲暑邪擬進疏補並施

洋參　麥冬　半夏　川貝母　橘紅　歸身
延胡　青蒿露　益元散　澤瀉　鮮佛手

老姜

新襲暑邪積濕化熱逗遏寒熱汗不得暢小水短澁
脉濡而細數脘中覺痛此邪與食滯交阻法當清熱化邪

川朴　青皮　枳殼　滑石　川斛　白扁豆子

暑

山梔　青蒿露　赤豬苓

傷暑表邪已罷，裡熱未除，脾胃蘊蒸，濕熱猶未清化，是
以不思納食，胸痞，溺短，種種見象，乃病仍在氣分也。擬
進七葉法以清表裡之邪

藿香葉　佩葉蘭　青蒿葉　鮮桑葉　鮮荷葉
鮮稻葉　竹葉　川貝　石斛　益元散　芡實
通草　佛手

暑濕蘊伏，化火逼迫，留於腸胃之間，以致上嘔下瀉，中脘
痞滿，小水短澀，此古稀之年，營衛兩虧，陰陽暌隔也。症

屬霍亂勿輕視之

川朴 半夏 新會皮 炒萋皮 枳實 檳榔

白蔻 杏仁 赤猪苓各 澤瀉 六一散包 藿梗

竹二青 伏龍肝

吐瀉雖止邪仍蟠踞中都所進湯飲未肯下走是以頻吐不時作煩躁耳之的高年體虛邪戀恐殊屬棘手姑擬一方以冀輕減爲吉

照前方去朴蔻杏 加梔豉 車前 左金丸

痧脉合參正氣雖虛暑濕之邪未化間恐肺胃蒙遏致寒暑

熱有類瘧象日輕日重得汗則解咳嗽痰粘捨之處先理之實

南沙參　霜桑葉　黑芝麻絹包　甜杏仁
益元散包　川貝母　黑山梔　麥冬青黛拌
杜橘紅　軟白薇　赤茯苓　長牛膝炭
枇杷葉

暑溼熱蒸於三焦瀰漫不已寒熱得汗將及一月之邪未曾透達有熱入血室之險是以晝則仍了夜則譫語耳聾診脈形細數舌白兼黃而津液全固陰氣先亡之去爲可商之道

之獨熾積痞脉頗為重候宜慎之

鮮石斛洗 四錢 鮮生地洗 錢半 淡豆豉 錢 柴胡 七分 黑山梔 三錢

肥知母去毛炙 錢 淡黄芩 一錢 白薇 錢 連喬 一錢 生甘草 七分

白茯苓 錢 鬱金 錢 川貝去心研 錢 銀花露沖 兩

竹葉五片 燈心五尺

前進養陰增液之劑熱灼漸退已得鬆機入暮亦能清了

但裡熱仍然熾甚小腸丙火乘溫熱交蒸是以小水短赤不時

煩躁乃暑痞之故態也診脈較前略和舌津漸回再能清以化

之可臻佳境

暑

鮮生地　鮮石斛　川連后下　淡芩　黑山梔　赤芩
木通　六一散包　連喬　象貝　瓜蔞皮　甘菊
鈎鈎　蘆根　竹葉　燈心
脉象較前已和，胃液亦能漸蘇，夜卧頗安，皆屬佳兆，再能調理得宜，可望全愈。
川石斛　鮮沙參洗　麥冬去志　花粉　知母　穀芽
茯苓　炙草　連喬　焦白朮　女貞子
白薇　枇杷露沖　蘆根

瘧

暑邪逗留未徹解瘧雖暫止而邪蘊頗重防其餘燼復然脉搏數舌薇白當以清解理之

青蒿　柴胡　茯苓　山梔　澤瀉　白术　知母

白扁豆子　半夏　檳榔　通草　赤苓　豆卷　橘红

六一散包　白薇

瘧乃伏氣之發寒熱少汗胸脘痞悶時作嘔惡心煩慪邪未盡撤也脉弦數溺赤治宜清邪泄濕法

桂枝　青蒿　白薇　豆卷　玉泉散包　鷄蘇散包

瘧

通草 廣皮 澤瀉 杏仁 茯苓 枳殼 赤豬苓各

半夏 車前子 姜 棗

瘧已解邪未盡寒熱雖止而溫熱仍痼當用清泄太陽則

頭暈脘痞小水赤濇等症自可就痊

赤茯苓 豬苓 澤瀉 白朮 官桂后下 廣陳

生熟苡米 青陳皮 山楂 炙草 黃柏 滑石

淡竹葉 燈心

久瘧已五年營衛失調氣與邪併結為瘧母往往恃湯藥

無益也急宜扶正祛邪以丸藥剋消之痞結以湯飲理之

本病漸減勿懈庶無他虞

潞党參 白术 半夏 鱉甲 牡蠣 首烏 柴胡

青皮 茯苓 橘紅 茯苓 炙草 姜 棗

另服鱉甲煎丸

寒輕熱重三日一作弦數脈滿白舌當從募原達邪一切生冷鮮肥

宜忌

川朴 半夏 柴胡 青蒿 赤苓 貝母 淡芩

新會皮 六一散包 白荳蔻 青皮 枳殼 知母

佛手 姜 棗

瘧

瘧久新止脉猶弦數乃邪未盡可知七旬高年猶幸胃運尚健然邪伏深邃遠防復熾擬補益輔正氣佐清疏祛乃解邪以冀向安

黨參　白朮　炙草　大熟地麻黃二分同打　鹿角霜　白芥子

肉桂去粗皮後下　青皮　青蒿　枳殼　茯苓　姜棗

伏邪久延匝月寒熱間日而作甚則神識如濛小水失禁體慵懶指腫熱解時仍能進食據云平昔素患痰痞脾陽不克健運營衛之氣已離開所進方藥似乎相左以脉象虛中仍見和洽即此便是生機爰擬一方以候　高裁

洋參 一錢 麥冬 去心 三錢 五味子 七 生鱉甲 八錢
生龜板 八錢 牡蠣 一兩 乾菖蒲 八分 玉金 五分
白术 防風七薑汁拌炒 二錢 防己 一錢 苡仁 八錢 芡實 三錢
茯神 辰砂拌末 二錢 橘絡 炒薑汁拌 竹瀝 各一匙 薑汁一小匙

前進甘涼鹹寒潤之品似得小效但昨午小番仍現厥逆刻診脉搏數帶弦且病竟未退尽遂有增变之虞愚見是少服藥為中醫此仲景語也第以飲食緩緩調之俟其營衛二氣循行常度則諸邪可望退舍耳

工洋參 麥冬 五味子 生鱉甲 生龜板 牡蠣

瘧

西參 茯苓 甘草 川貝母去心 五茄皮 橘絡

嫩鈎鈎 青蒿

類瘧重候，有汗不解，甚則神昏譫語，大便溏泄，間有咳嗽痰屬陽明太陽，一時未肯驟解，用葯仍從少陽以泄蘊蓄之邪暑，佐苦降並匡脈氣漸振，可臻佳境。

鮮生地淡豆豉一錢同打 六錢 青麟丸包下 一錢 淡芩炒 錢 柴胡八分

生枳實 錢 扶柳 錢 黑山梔 錢 知母 錢 赤猪苓各 錢

焦白朮 錢 澤瀉 錢 八分 白扁豆子 一錢 細川連炒 生葛根 錢

益元散包 一錢 通草 一錢 二稻葉 生扁豆葉 二片

大瘧不止者 不止者邪未撤也 未有邪未撤而可以止之者

川桂枝 茯苓 草菓仁 肥知母 半夏

白术 雲苓 新會皮 范志曲 姜棗

大瘧糾纏營衛鬱而伏邪留戀夜身盜汗表邪虛而腠理不固脉來虛弦舌薄少苔刻下冬藏之令天氣上升地氣下降姑擬扶營衛而固表陽且待來春溫煖之時可進絕瘧之法

歸身 白芍酒 茯苓 炙草 黨參

棉芪防風二拌 冬术土炒 陳皮 半夏 牡蠣

瘧

砂仁　遠志炭　薑棗

刻診脉左濡數右弦數兩尺弱不勝依舌滑此苔瘧來微寒壯熱從無鴨汗此體虛正不勝邪不能使邪外撤擣云懷麟兩月似覺躍動推虛病由從鬱損而趨漸及太陰脾藏脾主四肢遂致偏體浮腫日雖不多而正氣重時未肯來源理之殊亦易之幸天以生氣尚壯猶能納食據症合脉甚可措手姑擬益之氣以養營以治虛本疎邪清瘧以治虛標俾得營衛循度自可向安

上洋參　焦白术　中生地　軟柴胡鱉血拌炒　歸身炭

淡芩炒　車前子　茯苓　五爪橘紅　生鱉甲先煎

青蒿子　半夏曲炒川朴　甘草　紫蘇叶

红棗　生姜　黄楊樹頭

瘧

寒熱

始由微寒微熱，暑不經意，閱六七天未嘗服一劑藥，延挨至今將及一旬，氣喘不得臥，痰粘不得出，視其形神沮喪，色白如鹽，四肢厥冷，兩脈全無，仔細按之，覺細如遊絲，此症也危在旦夕矣。余念其平日友情，勉書一方，以盡人事。

人參 另冲　熟附　蛤尾 一對　龍齒 先洗　牡蠣 先洗　白朮

桂木　生白芍　炙草　茯苓　半夏

五味子　竹二青 姜汁

症經四旬，其中反覆多端，無庸贅述，刻診脈形細

寒熱

數無神散散神識或明或寐喚之則醒聽之則懞胸膺刺痛仍熾中脘更見痞滿此乃邪踞陰陽樞紐將離之象也舌乾苔燥唇揭齒焦五臟之液皆竭矣症在不治姑念其款請之誠擬用復脈法聊盡人事以冀天心

炙草　人參　生地鮮　火麻仁　麥冬辰砂拌

清阿膠　生龍齒　煅牡蠣　茯神辰拌　大熟地

大棗

病由感邪積食盤踞肺胃前經表散得汗苦降便通表裏之氣已得疏通是佳兆也但溫熱蘊蒸未化上干肺系為欬

為逆耳剤診脈左細數右搏數舌苔膩滞而灰擬進芳香泄熱淡滲化濕暑佐順氣化痰為法

淡豉 三 佩蘭葉 五 苡仁 三 滑水飛 研冲 四 赤苓 三
蔻仁 五 猪苓 三 煅蛤殼 先煎 五 通草 八分 白殘花 八分
生白朮 三 用元米泔水浸透三沸去朮代水

前通月生中及浸身端不必贅述剤診脈左細數帶弦右搏數而大舌苔久灰化而未盡飲食少進欬嗽仍作今復痰中略帶紅黃之色此肺熱薰灼胃汁乾涸以致氣鬱團聚胸中津液不能下注漸有肺痿之虞大便久秘小水短澀亦職此之由也急

寒熱

宜涵養肺陰俾陰氣復得一分便去一分病象無勞溫補
亦無庸清泄

中生地　麥冬　阿膠　火麻仁　炙草　川貝
紫菀　知母　花粉　瓜蔞仁　桑葉　元米
菉豆衣　甘蔗汁

先由寒熱一二日後以強勞加病復挾食積驟致神識如懞狂
躁譫語身熱如烙衄血如注大渴引飲大便秘結脈象洪數舌
苔紅而起刺此邪食交併疫氣蒸阻身中諸脈失疎最為
凶候如此峻治為要特識

烏犀尖　鮮生地　生山梔　淡芩　天竹黄

川連　胆星　煅石膏　寒水石　鬱金　枳實

檉柳　蔞仁　連喬　人中黄　鮮石菖蒲

竹心　茅根　芦根

伏邪留戀不清時有寒熱咳嗆此氣機失暢所致

川朴　半夏　杏仁　白薇　陳皮　白蔻仁

青蒿　枳殼　苡仁　赤苓　益元散

伏邪深蘊邪達未達遲達之候大便非解不行漸

有內陷之慮刻診脈搏數而弦舌苔灰膩症勢殊屬危陷

寒熱

姑擬表方冀其大解得汗透發麻疹方有生機

牛蒡子　大連翹　薄荷尖　杏仁　赤苓

厚朴　瓜蔞皮（元明粉拌）　胆星　半夏　枳實

元參　枯黄芩　橘紅　六一散　捲竹叶　灯草

本病陰虛濕重體質不固加以春夏之交寒暄失時客氣乘虛而入濕阻脈絡營滯心境不暢兼之致疫食邪氣交阻於中先發寒熱繼發昏沉嗜懞語言錯雜病勢頗為重候閱前方所服與病誠得不必更張刻診脈象稍數昔以較舌苔宿黄已退白膩未除姑擬扶正清利開

當導滯與清理濕為主

洋參一錢　沙參三錢　檉柳二錢　枳實二錢　薑皮一錢

半夏二錢　通草八分　苡仁三錢　赤豬苓各二錢　六一散三錢

車前子三錢　葛花三錢　雞距子三錢　乾菖蒲一錢　竹心十支

燈心五尺

瘧延五旬，其症或輕或重，反覆多端，至今仍有寒熱，胸痞納少，右足踵隱隱作痛，並無腫脹，經脈失於榮養，猶有外瘍之慮。刻診脈象左細數，右弦數，是陰氣不足，五液皆虧之症，徒治寒熱無益也。擬用仲景法以冀輕減寒熱。

中生地 麥冬 火麻仁 石斛 炙草 廣藿

二泉膠 延胡 川貝母 生穀芽 枇杷汁 茯苓

元參 霜桑叶 冬瓜子 茯神 二稻葉

改方 麥冬 瓜子 茯神 桑葉 稻葉 加[illegible] 女貞子

參朮 蓮肉 紅棗 茯神

暑熱薰蒸灼熱頗重傷及陽氣是以百節乏力也以脈來

洪數大指數知之

改石膏 知母 沙參 茯苓 枳殼 茯神 川貝母

焦山梔 六一散 杏仁 採芸曲

湿温夾痳帶疹，裡外熱灼，適逢經至，須防熱入血室。時形嘔噁，大便溏薄，痞勢殊難，切勿泛視。前所服藥清淡太早，試問所積湿邪從何退解乎。姑擬一方以望漸痊爲幸也。

藿香　佩蘭　杏仁　淡芩　大豆卷

連翹　薄荷　赤苓　豬苓　澤瀉

桑葉　菊花　蘆根　六一散　白扁豆子

前投辛涼之屬，赤疹隱隱達而未清，得汗頗暢，而畏寒灼熱未罷，脈左弦數右洪數，此邪滯交結所致，擬涼以

寒熱

解之清以化之

鮮石斛　鮮沙參　煨石膏　花粉　淡芩

枳實　梹榔　瓜蔞皮（姜汁炒一）　桑皮　蟬衣

薄荷　羚羊角　連翹　六一散

風温夾濕寒熱有汗不解神識時明時昧語言無序欬嗽痰粘不爽春邪已得透達但裡濕未化鬱而成熱熱灼不已將有化燥發痙之变刻下大便由溏轉痢乃協熱下泄也診脉弦數而洪口渴多飲所可畏者風邪有內陷之險肝風一熾陰氣隨竭矣閱前方大致不差仍宗

正在鴟張，從此未能驟效耳。姑擬甘涼清泄，並理條氣，然後進神安方，許無事，錄方以候主裁。

羚羊角（先煎）　淡黃芩　茯神　焦山梔

綠升麻　煅牡蠣　真川貝　川毛連　甘草

石決明　甘菊花　大連喬　樸芸曲　杏仁

蒺藜　竹心　灯心（辰砂染赤）

病由傷寒直中太陰之陰，於昨晚驟見腹中大痛，汗泄太多，今復角弓反張，不省人事，兩脈弦勁，舌苔白黃燥，症脈實屬險惡，勉擬一方，以冀萬一之幸。

寒熱

羚羊角　製半夏　新會皮　大連翹
石決明　焦白朮　炙甘草　白茯苓
京元參　石菖蒲　真川貝　池菊炭
竹二青

伏邪積滯蘊結陽明已延兩候漸已化火劫爍津液
熱甚於裡舌紅苔灰滿佈語言錯亂中脘拒之
痞滿脈形弦數右大於左邪火充斥勢將燎原慎
防風動痙厥變幻　錄方候政

烏犀尖　鮮生地洗汁　粉丹皮　知母　[illegible]生石膏研

連翹（勿去心）三錢　赤芍三錢　赤茯神三錢　全瓜蔞四錢

枳實（生切）二錢　益元散三錢（包）　茅芦根各一兩

伏邪夾積尚戀，經旬灼熱，有汗不解，入夜時甚，間有神昏譫語，口渴引飲，脘痛拒按，大便解而不多，脉象弦滑洪大，尺部較甚，舌苔光絳，中罩灰苔厚，邪積阻溫，熱上蒙，防其邪陷心營，生變矣，姑擬宣邪化熱，通腑泄濁，冀其熱減，方可着手，錄方候政

鮮石斛　玉泉散　連翹　[illegible]　知母　杏仁

黃芩　川貝母　茯苓　青蒿　苡仁　枳實

寒

瓜蔞皮　二稲葉

病經兩月嘈心嘔吐平素常見頭暈甚則作痛此陰虛肝血虧少內風易擾乃本病也瀉〻至今服藥少效者伏氣為患也何以知之以左脈沉細而數故也擬進疎邪熄風以望經減為吉

頂紫川厚朴 薑製 一錢　製半夏 錢　新會皮 薑汁 一錢　淡吳萸 錢 炒

生枳實 切片 錢　檉柳 錢　淡黃芩 一錢　淡干姜 一下

延胡索 錢　青蒿梗 錢　赤苓 三錢　佩蘭葉 錢

白杏仁 打 錢　方通草 朱　生熟苡米 打 仆　鮮佛手 一錢

氣梗稻葉 君

伏邪深遏踞達不宣继復觸受疠穢交相為病先見
噁心嘔吐下是洞泄中宮隔拒此邪與食滯使然是症名曰霍
亂乃霍然撩亂之謂當以正氣撤邪去病自退今視前方用
白扁與瀉心等進雖無大錯未免邪早被遏抑遂騰安
幻無有已時耳再閱後方用溫中而遏穢之屬正合宜而
何未見效者以徑用下遏血室以為不能使邪外出也刻
診脈左弦數右濡數舌白滿佈嘔瀉減而未罷似宜溫以降
之苦以泄之芳香以遏之冀其漸致為吉録方候 政

寒生

川朴 淡苓 杏仁 連喬 枳實 大腹皮 蔻仁
焦茹 赤苓 六一散包 茅术 姜腸子 佩蘭
竹二青

伏邪旬日寒熱往來有日重日輕之勢熱不分清心胸煩灼脘悶氣逆上升形嘔脉右大於左經汐不期而適至甫住四日不斷乃血室空虛恐邪熱內陷擬河間分泄三焦冀准瘧例經

生石膏薄荷葉同打 半夏 知母 桂枝 新會皮
赤芍 赤豬苓各 益元散 枳實 藿梗

白豆蔻　竹二青　稻[illegible]

兩進涼解達邪，出汗而邪小解，汗瘖疹出未佈，是伏邪出不達，肌膚熾灼，以前脈象左大於右，右部尤數，舌紅潤，趁白苔兩陽邪火猶熾，仍宜表解[redacted]汗透疹佈爲佳。

牛蒡子　淡豆豉　黑山梔　連翹　丹皮　赤芍

鮮生地　鮮丹參　荊芥穗　白薇　白杏仁

蟬衣　茅蘆根

平素肝體不足，肝用有餘，鬱久不化，尅制脾土，遂致當臍結痞，動躍不已，上年曾患宿傷，未經清理，乘茲伏寒熱。

邪病引寒熱有汗不舒不時嘔心作吐甚則蚘虫外出症勢已屬險重脉細數而弦舌苔灰白陰液已傷告諸加以脾陽失運閉停積滞是以痛不忍耳據症合脉實屬棘手姑擬一方以盡經濟藥一切生冷肥膩切勿沾唇慎之

鮮石斛 薑皮炭 連喬 炙草 青蒿梗

枳實生切 檳榔 茯苓 烏藥 沉香曲

建曲 淡芩 白薇 知母 象貝

青蔗皮

伏邪化熱兩候轉為寒熱如瘧但熱來頗重且熱長退

短大汗而熱不減如是者又十日矣刻診脈象浮弦數硬右手欠暢舌苔白濁邊黃根中焦灰尖色紅降唇齒乾板此府中積熱留戀蒸蘊燔灼熱邪由府涉經故外見痙壯熱何蘊於府而擾於營故熱重時神氣不清而且肢指蠕動漸有風痙之狀病將百日氣液被傷已甚而邪積膠結不化深恐邪盛正虛致生變態擬方速與疏府泄熱兼以清營養胃冀其積熱下行庶幾熱勢漸平錄方候政

生枳實（元明粉作拌 磨沖） 檉柳 玉金 淡芩 知母

蔞皮 仁 丹皮 鮮石斛 鮮生地 洋參 連翹心

寒熱

生佛經驗

竹巖

弟根

溫熱

寒熱經旬不舒灼熱少汗舌乾焦黃脈來搏數此溫邪發於秋燥之後肺胃津液被劫不能使邪外出漸有入營之險五歲幼齡陰氣本未生全再受重邪恐難勝任姑擬一方以冀萬幸倘有痲疹透發便是佳境

鮮石斛　天花粉　肥知母　雙鈎鈎

寒水石　大連翹　大力子　京元參

川貝母　粉丹皮　煨石膏　鮮薄荷

青木香　生甘草　茅蘆根各去心　捲竹心

溫熱

溫邪越兩旬曾得大汗然而仍不解閱顴頰項側斑疹遍佈是邪從外達之象晝則明了夜則譫語正合仲景熱入血室條例脈來數疾帶弦舌光根燥碎擦從營分清熱與俾仍歸少陽方可措手

烏犀尖　赤芍　丹皮　生草　鮮石斛　柴胡

鬱金　菖蒲　連喬　元參　桃仁泥　茯苓

竹心　燈心

再診脈象左數帶弦弦為肝陰不足也右數帶洪洪為胃熱有餘也當此深秋涼氣外束所伏之邪自相鼓動之勢

用藥未便峻補先擬清泄以補正氣俟正伏邪少却再議補益

青蒿 杏仁 焦梔 枳殼 茯苓 半夏曲

採芸曲 六一散 麥冬 白术 薏仁 鬱金 附

南沙參 二稻葉

風溫襲入膻中痰熱交熾神識不清音啞無汗脈模糊舌灰黑症勢殊屬險惡勉擬一方以望萬一之幸

烏犀尖 鮮生地 淡豆豉三錢元寸一厘仝打 羚羊角 粉丹皮

天竹黃 陳胆星 僵蠶 連喬 元參 真川貝 石菖蒲

溫服

薄荷 人中黃 燈心 竹葉心 另至寶丹一粒

風溫發達不宣，熱灼於絡，有汗而仍熱不減，甚則言語如狂，大便旁行而溏，矢氣屢作，此病結陽明少陽兩經，將有化燥之虞。脉形特數，舌白乾坼，此陰液被熱劫也，症勢頗為險惡，擬一方以希轉機為幸。

生錦紋（酒浸泡下）三錢 炒川朴七分 檉柳錢 枳實錢 炒蔞皮三錢 煨葛根錢

牛蒡子三錢 連翹三錢 炒僵蠶錢 黑梔錢 淡豆豉（鮮生地同打）二錢

炒柴胡六分 茯苓錢 石菖蒲朱 竹心卅支 燈心五尺

蘆根兩

濕体而吸先令溫煦之氣濕與溫合而為濕溫濕與熱蒸經
風未徹底及半月頭疼惡風雖罷而欬未痊除熱勢起伏
熱起則心胸煩悶齒垢苔黴底質口膩口膩不渴溫病舌黑條下
明言邪熱劫奪真水因鬱物竅則化以致水来尅火齒垢之
理亦然果爾則當大熱神煩必欲引外水以濟其急萬無既
已劫陰而獨不渴之理今經風未盡在裡之邪不能從道
而出畜遏使熱蒸於胃而痰濕抑遏其發結為黴垢與水涸實
有不同　高明者必當鑒及也刻下大便屢行而枕頻
轉失氣腹下按之板滯金匱云陽明病頻轉失氣者為有

溫熱

燥屎自下之無奈大便艱行之故氣西下注便故有粘膩之物隨之而下濕熱之邪非趨歷地雖不得不行濟攻似宜暫緩一步脉象弦滑而數右寸帶浮尤為濕遏之熱蒸濕騰經有餘風府有留滯之右證撒從三焦宣化並撤經邪濕化氣宣蒸騰之支自餘也管見所及尚乞 主裁並希指謬

光杏仁勿研二錢 白蔻仁八分 半夏二錢 鬱金錢半 茯苓錢半 通草五分

赤苓二錢 豬苓二錢 苦桔梗五分 冬瓜子四錢 桃仁五分 朱西致二錢 苡仁三錢

桑叶一角 另剂加滑石二錢

前方服兩劑，熱勢漸輕，苔勢漸化，即請
高明將黃芩一味斟酌去留，再服一二劑，如痞滿已不攻自下，腹板轉柔，無須攻奪，尤妙。如依然腹板，甚至動躍，則用木香檳榔丸五、枳朮實導滯丸五以緩下之。下後矢氣已止，而板滿動氣已然未退，則是積去而脾陽已傷，水邪侮土矣，非再攻之候。病退之後，以理中等湯調之。然否，即請
裁奪。

晚來熱重，便溏無汗，七八日矣。惟脈象細弱不數，舌紅少苔，兩足痿弱，想係令素虛，暑邪陷伏於內，不能外託，病勢頗為深重。姑擬清暑疏邪，冀得外解，乃懸

溫熱

淡豆豉卷　藿梗　青蒿　丹皮　淡芩　滑石

大連翹　陳皮　桔梗　神曲　蘇梗　茅根

冬溫寒熱止而復作大腹不膨脈形左弦數右數弱舌光無苔此正氣先虧復為病所失調以致反復不已擾痞脈頗為重候猶幸今午身得暢汗亦是佳兆也茲擬一方以冀漸愈為吉

南沙參　麥冬青代拌　五味子　穞豆衣　白芍

白朮　茯苓　穀芽　荷蒂　半夏曲　新會皮

炙草　燈心　梨皮

温邪將次清澈諸恙悉減已屬應手但平素肝腎有虧瘦濁不化乘機下竄入絡以致少腹築築動氣亂也診得脈象較前乃和融之象是可喜之徵所慮調理不宜再致反覆爲囑

五味子　金福花　白芍　桂枝六分　紅花　歸身

桃仁　海蛤殼　[illegible]　川貝母　茯神　辰拌

棗仁　牡蠣　竹二青　銀杏肉

瘋

風蘊溼勝鬱於肌膚延久而為瘋兩掌發瘰樣痒無度須防有脫節之變

痛由勞碌傷筋積久化熱脈絡受爍以致兩腕先發腫而痛此鼓槌瘋也刻診脈左弦洪右持數宜以和營通絡以清脈道緩緩調治可望向安

桂枝　羚羊角　歸身　川芎　五茄皮　丹參

防風　炙乳沒　蒺藜　秦艽　延胡　蚕砂

大貝　赤苓

瘋

痺

病後餘邪留於絡中而肩麻痺下連指臂延久失治最易痱中之害刻診脉象弦細而虛法當養陰和絡以清余邪

中生地　歸身　綿芪　黨參　黃柏

秦艽　白芍　防風　羚羊角　鈎鈎

池菊　炙草　絲瓜絡　桑枝

正氣不足血液之虧不能榮養筋脉以致節體骨骱痺痛刺痛不便伸屈法當峻補之議但因胸痞腸脹肝胃不和

也擬於補中君佐疏泄候其平伏再議滋補

中生地　麥冬　延胡　秦艽　蚕砂　青皮

丹參　薏仁　五茄皮　歸身　川芎　炙乳沒

木瓜　炙草

寒濕鬱久而成熱熱之極則風生加以氣血有虧節骱麻

痺今復左腕脈絡牽強作楚甚右痺症法當和營

通絡以熄風養陰壯筋以止痛可望漸效

細生地　歸身　川芎　丹參　秦艽　五茄皮

炙乳沒　延胡　羌活　木瓜　蚕砂　鹿膠　炙草　側柏叶

痺　桑枝

據述背膂筋脈牽強而痛時緩時劇脈形弦數此因虛化風漸成瘋痹重症法當溫養經脈以滋化源一切勞碌及動風發物在所宜禁

中生地　當歸　川芎　五茄皮　桂木　鹿膠
木瓜　炙乳沒　羌活　川斷　秦艽　湘杞子
炙甘草　池菊

脈象細數左部腰膂痠楚之筋脈牽強難於俯仰下連腿脛刻下年壯體強狀可冀愈倘因循失治最有偏枯之累近濕咳嗽頻頻未便遽用溫燥姑以和營通絡理之

萆薢三錢　杜仲三錢　菟絲餅三錢　牛膝錢半
歸身錢半　木瓜一錢　蠶砂三錢　蒼朮錢半
五茄皮三錢　防風已各錢半　炙乳沒各一錢　獨活三錢
金毛脊三錢　炙草五分　桃肉一枚

前進和營通絡之劑，咳嗽得止，是為下損無疑。惟腰足痿楚麻木，古人每用針灸奏效，若徒恃湯液，恐難驟效也。

老桂木　五茄皮　菟絲餅　牛膝　鹿骨膠
粉歸身　金毛脊　厚杜仲　沙苑子　川斷肉

痺

柴芩　川獨活　延胡索　桃仁　桑枝

診脈左搏數右洪數舌苔白而少津此症素受宿傷筋脈筋骨皆不關事然再失治有痿癖之發刻下暑邪內伏胸痞不嗜食右頰車結腫皆是邪踞之徵

法當先理伏邪再議祛傷

歸身　柴胡　赤苓　川芎　豆豉　佩蘭葉

益元散　藿香　枳殼　蘇梗　青陳皮各　大貝母

延胡索　木瓜　鮮佛手

志

切清脩身居梵境中年常此悒鬱難堪居諸久歷

二氣造偏，是以所進穀食至精華悉化爲痰濁，不克洒陳于經脈，驟致兩腿內廉上至股際，下及隱白，隱隱作痛，無有已時。此方書所謂痛痺也。據症當用溫通，雖費踞著，易觸穢邪，而困藥不得不從溫養，故擬溫通先治其本，緩痛勢稍減再行他治。

大生地　歸身　白芍　茯苓　川芎　五茄皮

炙乳沒　長牛膝　木瓜　當歸　附子炭　官桂

鹿角膠　湘杞子炒炭　二蠶砂　炙草　茯苓

酒炒桑枝　另鹿筋漂淨，臨服加青鹽水、黃酒一盞大一杯

痺

診脈象細數無神滑而乏力兩尺更弱此心腎失交損及太和之氣諸病最易叢生據云因勞碌過甚驟見精泄有狂瀾見倒之勢此君火與相火相持陰陽失其維續使然也急宜早為調治否則中年以後每多痺痿之虞

擬進王荊公妙香散合金鎖固精法增損用之

洋參（姜汁炒）錢 抱木茯神（辰拌）錢 茯苓錢 金櫻子（去毛炙）二錢 龍骨錢

牡蠣 生 山藥 京元參 丹參 山萸肉 木香

炒麥冬 二錢 桑螵蛸（炙）一枚 炙草 車前餅 錢

乾石菖蒲 分 白蓮鬚 分

坤體當及笄之年，陰氣始全，陽光易冒，設有起居飲食不循常度，則諸恙叢生矣。痞の肢胸背腰膝偏體皆痛，雖於行動，日過一日，有加無已，此即痛痺也。至勞頗重，理宜用温通，但脈來堅實弦洪，舌紅刺碎，是肝家濕火釀經，濕熱積於絡脈使然。若徒泥古法，恐不易救，姑擬和絡清火，以望轉機。

鮮生地洗 分　羚羊角鎊先煎 二錢　五茄皮 一錢　當歸須 五

丹皮 七　赤芍 錢　川芎 八分　延胡醋炒 錢　鉤鉤 二錢

連翹 二錢　山梔 三錢　秦艽 一錢 半生半熟　蚕砂包 錢

痺

銀花三錢　竹葉十片　另清寧丸錢過下

寒濕流筋鬱而成痹兩足跗漫腫而躃步再延宕失治

廢疾在邇矣

獨活錢　防風錢　羚羊角先煎錢　歸身錢　牛膝錢

防己錢　蚕砂三錢　赤芍二錢　丹皮錢　延胡錢　片姜錢

尋骨風三錢　細生地三錢　五茄皮三錢　炙乳沒各錢　桑枝錢

松節二個　桂枝三分泡下　秦艽半生半炒二錢

及笄之年血熱熾盛外風乘機而襲於肌膚皮毛受病溫

邪因之下注與熱相搏而成痹痺之症腿患兩足脛跗指

節腫脹焮赤作痛甚則滲流濁水入暮脹痛更甚如
恃湯液恐難奏効爰擬水泛丸方緩緩治之以圖痊愈
大生地二兩 歸身二兩 赤芍一兩五錢 丹皮一兩 萆薢一兩五錢
牛膝一兩 蒼术一兩五錢 川芎五錢 延胡五錢 柴胡三錢
首烏一兩 大貝母一兩五錢 甘草五錢 青皮一兩 防風一兩
羌獨活各二兩 川草烏各一錢 沒藥一兩 蚕砂二兩 苡仁二兩
右藥共磨細末用海桐皮一兩 海風藤一兩 松樹皮一兩
棟樹皮一兩 煎湯泛丸每早晚各進一錢開水送下服
時忌食一切海鮮動風發物豬首歸爪麵筋火酒葷物
啤

營血不足寒濕流絡更為風邪所襲以致手指踡縮不舒
内經所謂耎短為拘也凡筋統屬肝肝苦急宜辛以緩之
溫以和之

桂枝 附子 秦艽 五茄皮 紅花 木瓜 川芎 蒼朮
當歸 防風 炙草 蠶砂 姜黃 延胡 赤苓 鬱金
炙乳没各 桑枝 煨姜

再診脉象弦細帶數舌尖苔厚腰膂髀骽作疼痛難
於俯仰四肢攣搐時泄冷汗此係寒濕勝鬱遏陽氣所致
防發外瘍急宜慎調

桂枝 白朮 木瓜 秦艽 歸身 茯苓 防風已
川芎 炙草 延胡 玉金 川斷 五茄皮 炙乳沒各

診得脈象細數而濇舌苔滿白兩足膝脛腫痛楚如刺此症雖云鶴膝實內經所謂行痹也凡骱皆謂之谿谿谷之症雖輕必重每有偏廢之累

厚朴 秦艽 木瓜 牛膝 獨活 青皮 防風已
歸身 澤蘭 柴胡 苡米 五加皮 炙乳沒各
桔梗

經脈失調加以著風外襲寒濕乘之以致四肢痠楚脛腫痺

殊甚，擬用通經退腫藥治。

羌獨活各　前柴胡各　防風己各　蒼白朮各　青陳皮各

生熟首烏各　苦杏仁各　澤瀉　赤苓　枳殼

荷葉　荷梗　六一散　首烏藤　桑枝

寒濕乘虛下注，八脈氣痹，屈膝痿楚，屈伸不利，近復陽氣上冒巔頂，作痒如蟲行，甚則白髮脫落，擬先溫通奇經，兼熄陽氣。

生地　當歸　川芎　首烏　天麻　石決明　五茄皮　黃芪

丹參　青皮　白朮　川斷　製香附　茯苓　延胡　生姜

據述坤體年逾花甲，五臟之陰皆虧，陰虧則孤陽無所附麗，燔灼不已，從風莫制，是以偏左湧泉俠脊出氣上騰，循股膝腰臍直干胸膈，甚則煩躁躁懺，竟有不可支持之勢，此非中重恙也。近復漸延及右，氣血營衛皆遭蹂躪矣。求函請正，可得乎？所幸脾胃尚健，納食頗安，猶可望正痊乎。爰擬景岳左歸合貞元法，加入養陰益坎之屬，略佐溫養奇經，寧心益腎，不必降火而火自潛，不必治風而風自熄矣。錄方以候　裁政

大熟地　牙　白茯苓　錢　炙草　林　山萸肉　錢　歸身　錢

痺

丹皮 錢半 元參 三錢 石決明 打先煎 六錢 牡蠣 打先煎 六錢 女貞子 三錢

元武板 刮白先煎 八錢 大麥冬 三錢 東白芍 桂心三分煎汁炒 錢半 淮山藥 炒 三錢

小淮麥 三錢 雞子黃 一枚 生攪沖服 湘蓮子 十粒

前案論及風寒濕三氣為痺，投以苦溫芳辛通法，似有

此效，而不甚見功。刻診脈象仍然細濇，四肢厥冷略減一二，

乃病根深固，未肯遽拔也。

桂枝 當歸 秦艽 蒼朮 防風己 生 苡仁 五茄皮

尋骨風 海風藤 羌獨活 各 白芥子 防風 二蠶砂

炙草 白茯苓 全當歸 桑枝

剝診脈象左部洪數而浮右部更甚舌苔微白尖絳邊碎偶因失挫遂致左手足不能牽動此高年陰虧血弱不克榮養筋脈乃偏枯之症也理之恐難應手猶幸並無寒熱飲食如常尚無溼痰擬進和營通絡熄風清熱為治

大生地 四兩同切桂枝一分半小段下　白芍　炙草　歸身

石決明　真川貝　橘紅　五茄皮　鉤鉤

白茯苓　製半夏 冰糖拌炒　阿膠 牡蠣粉拌炒　秦艽 半生半炒

製首烏　絲瓜絡　青蒿汁　竹二青

痺

疕始畏寒憎熱兩足腫跗生發癮疹紫斑累累近更漸延於上兩手亦所深處脉來浮弦而數舌根白厚擾疕脉甚不正之氣挾寒濕熱之氣錯雜而成仍宜祛邪取汗方有髮機

羌獨活各　荊芥炭　防風　枳殼　桔梗　茯苓
柴胡　前胡　草節　川芎　姜棗

前投溫散法已得暢汗四肢強痛亦減轉側漸舒業得已效惟右手尚屬牽強是筋脉尚未融和也納食雖不甚多尚能安適此段天脾胃之氣漸能來復脉象漸覺帶弦舌

淅白芷 苦杏用 和營通絡調衛 扶胃以須長原

大生地 歸身 白芍 五茄皮 金黃 川斷

二泉膠[illegible]仲 炙草 麥冬 山萸肉 蔟卷[illegible] 生石斛

穭豆衣 甘菊花 生穀芽 桑枝 松節

痺

湿

朱 幼

風與湿搏寒氣凝滯脈絡為之壅塞肌腠為之失蔽尉久不化而成面浮跗腫勢將成痺疸用開鬼門潔淨府法

桂枝 杏仁 防風 紫蘇叶 赤猪苓各 澤瀉

青陳皮各 香白芷 茅白朮各 漢防己 山梔

生熟苡米各 六一散

脾腎兩虧湿不運化滲於經絡鬱而成延久有黃疸之患法當苦以燥之淡以滲之

牛膝 蒼獨活各 赤猪苓各 五茄皮 黃柏 茅朮炭

湿

青皮　澤瀉　防風己　茵陳　苡仁

平昔胃虛寒伏不時作嘔而痛今復暑濕傷中食入則
滿脾陽亦漸消乏致失健運之職也脘中結塊或痞乃虛氣偶
聚不可遽攻擬用胃苓法先清其濕濁

川朴　茅白朮各　陳皮　澤瀉　半夏　赤苓　砂仁

淡干姜　益智仁　左金丸　竹二青　干荷蒂

長夏濕熱交蒸鬱於脾胃經絡之間以致唇舌起
泡腐爛病名口糜法當清暑泄熱以宣其毒

青蒿　萆薢　雞蘇散　赤豬苓各　澤瀉　通草

山梔 淡芩 銀花 蘆薈 大貝 知母 花粉

淡竹叶 荷叶 燈草 蘆根

脉来沉细而弦舌白少津四肢懶惰小水短澁此湿热内阻風邪外來失于運化之司是懈怠症也論理宜補第感邪之體遂當先行疎解為穩俟解後再行進補

老蘇梗 連翹 赤猪苓 澤瀉 苡仁 冬葵子

白蒺藜 生草 通草 甘菊花 麦冬 蔞仁

竹二青 燈草

風湿相搏徧體䐜脹脉細濇防成痼疾

湿

川朴　茅朮皮　青皮　赤猪苓皮　大腹皮
澤瀉　五茄皮　杏仁　桑白皮　半夏
陳皮　紫蘇叶　枳殼　姜衣

寒熱感怒氣滯濕阻上為欬嗽下為囊腫法當開鬼门潔淨府以疎其壅塞之邪　方缺

脾土氣衰肺金氣弱而進湯飲不克下輸於膀胱横行絡脉以致面目肢體浮腫及陰囊為勢殊為險重猶幸小水尚通遂可措手脉來細濇用開鬼门潔淨府法以望獲減

麻黃 皮杏仁 桂枝 紫蘇葉 赤苓皮

豬苓 冬瓜皮 澤瀉 車前子 茅朮皮

草梢 防風 苡仁 焦枳 姜衣

太陰脾藏有虧失于健運之司周身脈絡堵塞不舒所進湯飲漸漬百脈近見胸痞不嗜食面目肢體漸腫形乃腫脹之根萌也脈形細濇舌乾少津擬進溫通之品以冀漸效

歸身 白芍 桂枝三分 半夏 沉香 瓜蔞皮

陳皮 枳殼 香附 延胡索 茯苓

溫

青皮　鬱金　大腹絨　砂仁　佛手　冬瓜皮

大病後正氣不復津液虧耗脾陽不能健運肝陽易致上升面頰浮腫延及四肢急宜兩補陰陽以復生元君知

中滿重症行將立見矣

大生地（砂仁合打）　歸身　白芍（桂枝一）　川芎　潞黨（元米一拌）

冬朮（土炒）　淮山藥　杏仁　炙草　京膠

牡蠣　茯苓　半夏曲　新會皮　煨姜　大棗

正虛不復損之根也面浮足腫蠱之萌也加以素患目疾亦能上擾頭額老境將臨須防增變

老桂木　白芍　白术　茯苓　甘草　首烏
石決明　麦冬　丹參　歸身　沉香　青皮
淮山藥　苡仁　金橘餅　玫瑰花
肝火與溼濁交蒸脾陽氣弱不克運化以致腹脹膨作
响須防单腹重症
香附　玉金　川朴　皮杏仁　茅术皮　焦白朮
赤猪苓各　澤瀉　枳殼　桃仁　延胡　青陳皮各
山查炭　建曲　煨姜　陳香櫞
足少陰腎氣先虧足太陰脾藏復損兩腿先見浮腫漸
溼

延及腹此爲逆傳在法爲不治加以兩脉細弱如絲理之
恐難應手姑擬方以卜十一之幸

熟地　丹皮　澤瀉　萸肉　山藥　茯苓　香附
肉桂　車前子　牛膝　大腹絨　青皮　干姜
乾蟾砂仁七分研入　雞內金　陳葫蘆

單腹經治分利濕濁略有微效嗣診脉濡數帶弦舌
根白膩中滿分消論治

川朴　川連　西鼓卷子　焦山梔　半夏　橘紅　姜皮
青皮　猪苓　澤瀉　神曲　麥芽　砂仁　蒼朮

蘇梗　煨姜

前因產後不復，脾為之弱，弱則氣道失利，而水積矣。既
下咳嗽瘀血，肺脾胃三藏已傷，水腫重症，不是速理之所易
中生地炒炭二錢　山萸肉炙錢　淮山藥一錢　白茯苓三錢　粉丹皮八錢
建澤瀉鹽水炒錢　車前子包三錢　大腹絨錢　苡米八三錢　頂肉桂去粗皮另研冲
延胡索半生半炒錢　新會皮鹽水炒　木豬苓錢　連殼砂仁打冲
煨姜一片　紅棗二枚
病由上年夏季感受寒邪，損及脾藏，未得外達，積久不
濕

化延及胃府後復冬季重受温邪加以過勞傷陽漸感
温黃疸症肢體虛浮面目既白至今春陽鼓盪再動
肝風是以頭不着枕几几振動症勢已覺深邃猶幸胃
納尚未纔憊殘後天生氣未絕茲遇可按法理治昨晚現出寒
熱頗重並無汗液此新感温邪正弱不克托邪外達耳
刻診脈象左弱細帶弦右搏數細弱舌苔滿白至質淡白
不紅乃以氣虧血虛營衛失至常度也擬症合脈窮死難測
姑擬一方以候　主翁裁正
製川附片　細生地（連姜汁炒）片　淡干姜　片川桂木（炙下）片　焦白朮　主

粉歸身酒錢 法半夏錢 化橘紅鹽 炒杏仁打三錢
生苡米打半 赤苓皮三錢 冬瓜皮一兩 穭豆衣二錢
川朴半 姜竹茹錢

改方 赤白朴 穭豆衣 加大腹絨二錢 進建曲三錢

神志先傷，脾陽告憊，痰飲之濁聚，濕為之不運，漸漬於絡，以致胸膺脘悶，旁走脇絡而痛。刻診脈象滑數，苔白滿佈，須防變成癇症，一切補劑皆非所宜，今議安神鎮怯，兼清痰濕，俟其退解，再商補益可也。

製半夏錢 製南星半 新會皮姜汁炒 八分 瓜蔞皮四 一兩 生龍齒打先 三錢

湿

生牡蠣 打先煎 一兩　靈磁石 煅先煎 一兩　茯苓 錢半　青礞石 煅先煎 錢半　硃茯神 一兩

遠志炭 錢半　枳殼汁 冲 錢　焦棗仁 錢　廣玉金 錢　竹瀝 冲 一大匙

姜汁 冲 一匙　蓮心 十粒

屢進溫補兩儀之屬，似有應手之喜，實則並無效驗之徵。脉仍細數，舌苔質白。此陰虛而陽無以生發也。擬應合脉證為深間，再以大補陰大溫養之品，調理氣血，俾得營衛合度，至寒熱自罷耳。

大熟地　歸身　白芍　鹿角膠 烊化　製熟附

紫肉桂　吳茱　乾姜　湘杞子　益智仁

山萸肉　廣木香　半夏　薏仁研　鮮白殘花

前投大溫大補寒熱未作脈象漸有轉陽之喜所嫌舌質仍白肌膚晚白枕未肯復再從苦以燥之淡以滲之俾得土健水却自到佳境

焦薏梗　地骨皮　赤苓　冬朮　冬瓜皮

赤小豆　防風　化橘紅　苡米　條芩

川朴　福曲　薏仁殼　佩蘭　茶渣

上月曾進實脾導水之劑弦脈稍和惟舌象枕未退減飲食頓適胃家生氣漸趨進佳境也但久虛之質氣濕

固大傷血亦不睡所以束骨驟復耳方書云氣為血之帥血為氣之源非固補陰必能生陽生血始可瞻長也刻診脈與症均屬少瘥再擬金匱腎氣法並湯頻飲以丸藥丹準日進三錢緩緩調之庶幾日增康泰矣一切生冷動風鮮肥在所當忌

大熟地砂拌　丹皮　山藥　茯苓　澤瀉　萸肉　車前

頂肉桂研沖　歸身　黨參　炙草　冬朮　白芍　煨姜

霞天麯　大棗

前投金匱腎氣法諸恙悉減納食頗安適已覺充手

因新沐過勞擾動陽氣值陰雨連旬陰霾用事以致寒熱
頻作中宮積寒濕起嘔惡嘔吐不思進穀所由來也閱舌白苔
滿質無華色蒼平昔血虧陽光不佈顯然刻診脈滑而帶
數乃新感之邪為患耳憑舌脈症仍宜苦溫扶土俾得脾
健濕去再議峻補

紫川朴　半夏　茅朮　白朮　赤白苓各　光杏仁
砂蔻米　淡干姜　瓜蔞皮　化橘紅　建曲　益元散
炮吳萸　佩蘭　鳳凰衣炙　姜皮　大棗

積鬱氣滯肝木少暢達之性順乘犯土脾陽無健運之權
濕

氣不化水，水邪泛溢，徧體腫脹，自下而上，脘脹格拒，氣逆嘔噁，
近又神識昏蒙，機竅呆鈍，兩脈沉細，重按隱伏，此清陽之氣
被濁邪深漫，所謂地氣上加於天氣也。陰邪蔽固，陽光不治，水
勢瀰天，為患莫測，勉擬方以冀倖耳。速候 高裁

於术二錢 八附片 廣皮一錢 澤瀉一錢 八連迷拌炒片 丹皮二錢
大腹皮三錢 蒼金二錢 麥冬陵平炭外全打一錢 遠志炭二錢 陳香櫞五
冬瓜皮五

淋濁

據述前數載曾經受傷腑絡留瘀更復肝邪横擾以致小水滴瀝不爽尿時作痛殊甚脈弦细舌苔白理之非易效也

赤苓 桃仁 丹皮 赤芍 海金沙 石韋
大薊 延胡 歸鬚 車前子 澤瀉 金鈴子
兩頭尖 真西珀 燈心仝研極細末沖服

淋濁日久不痛而癢肝腎火邪未熄濕從下注擬用通腑兼清臟陰

淋濁

川萆薢　澤蘭　赤猪苓　木通　延胡　澤瀉
瞿麦　扁蓄　黑山梔　草梢　白芍　黄柏
細生地　女貞子　龍膽草

據述小水不爽溺管狹窄艱難出痛經二載作愈而復作者屢矣久延之症理應用補但刻下新受濕熱火延兩腑之痛復作作而加之以痒當以疏邪清熱以冀通利不痛

生地　胆草　梔子　赤苓　海金沙　石葦　扁蓄
瞿麦　艸梢　木通　牛膝　桃仁　滑石　竹葉　燈芯　芦根

陰虛肝火煎熬骨水以致先見之尿血繼添白濁痛不可忍徒

情濕無苦降無益，擬用養陰泄熱，所謂通則不痛也。

細生地　赤芍　丹皮　牛膝　焦梔　車前子　草梢
海金沙　石韋　木通　延胡　川連　西珀灯心同研沖
龍鬚草

刻診脈象弦數，莖濁玉莖腫硬，小解點滴不爽，所下之尿纖細如絲，解時殊屬艱難，病經三載不已。八齡幼稚尚無相火，背損之擾，而見症竟是腎癰之象，想由損傷瘀積而成，非關膀氣閉阻也。至於八正、導赤等法，均屬隔靴搔癢，未能中的，是以延久不愈耳。姑擬一方，不識臻效否。

淋濁

生地　歸身　肉桂　牛膝　紫胡　黄柏　石韋

赤芍　甘草　海金沙　茯苓　猪苓　黄臘共合打

大貝母　水楊樹鬚

眼目

血虛生於肝腎兩虛目昏少光瞳將散脈細數舌少津以養陰氣爲治

風背成毒毒走成瘋始爲項背累痹項結纍核繼爲兩目乾濇弦緊毛髮此乎素血液有虧邪毒易染所致法清潤液無益也

歸身　生地　川芎　甘菊　穀精草　薏仁

茯苓　山梔　首烏　荊芥　桔梗　延胡　甘草

桑葉　夏枯草

眼目

目赤努肉雲翳攀精視物少光脈濇而弱斯時未便峻補先用清泄少陽厥陰之邪君佐補益少陰俟其病退再定膏劑

細生地三錢　穀精珠三錢　青葙子打一錢　木賊艸八分　夏枯草錢半

丹皮一錢半　赤芍一錢半　蟬衣去足一錢　池菊錢半　桑葉七

茯苓三錢　貝母一錢　炙草　木蕤仁一錢打　一錢　山梔錢半

兩眼黑珠黃色白珠零腫亦黃視物模糊上胞過塞此風寒濕熱上蘊名曰障也最有要翳攀睛之累脈濡數當先疏散風寒清利濕熱一切忌碑辛熱動風發物

在所宜禁

防風 荊芥 川芎 赤猪苓各 木通 紫叶蘇梗

蒼朮 甘菊 蕤仁 草決明 羌活 夏枯艸

鉄扇子 鮮枸杞叶

據述前患目疾赤腫至今雖愈而眼角胬肉未消近又

防其滋大之則最有攀睛之虞疑擬一方常服之自能痊

愈也

細生地三錢 煅石蟹搗爛先煎一錢 石決明搗先煎三錢 丹皮川 生赤芍

蕤仁霜打 穀精草三錢 青葙子一三錢 草決明三錢 甘菊一

眼目

目如之 炙草 朱 鉄扇子 三大片

陰氣不足陽氣有餘先由時邪害眼因循失治以致雲翳板睛侵及瞳神漸再遷延有失明之患刻診脉形濡數當用養陰洩木為治服十劑後再擬丸方緩緩治之可望向安

元參 細生地 白芍 麥冬 穀精草 青葙子
蒺藜 蟬衣 甘草 木賊草 雲石蟹 枸杞子
鉄扇子

肝火為風熱所乘上侵眼目以致上下兩胞起粟如碎如膚

痒痛殊甚此症亦係外障而瞳色暗淡無光延久最有增重之累莽先疏風泄熱為治

蔓荊子 荊芥 防風 蕤仁 杏仁 真槐 薄荷 枳殼

菊花 赤苓 木通 大貝 元參 桑葉

左目單發神瞳出失黑睛缺角形似光暗全無內障目之症屬根蒂暗影肝陽獨旺火炎於上水虧於下擬平木為大旨

大生地 刺蒺藜 石決明 女貞子 製僵蚕 丹皮

羚羊角 池菊 白芍 穀精草 絲瓜絡

右目素瞽多年今左目於去年歲底忽起紅痛羞明頭

眼目

眩每至暮夜乾澀瞳神色淡帶縮慎防失明之患宜與肝腎同治

首烏　茯神　玉金　生地　山梔　菊花　沙苑　丹皮

澤瀉　當歸　牛膝　鱉甲炙　服二剂　去首烏加天冬

穞豆衣　元參　再服二剂

襍部

冲年陰氣未全相火溦動營衛失其常度發越致入暮發熱微微畏冷脉象搏數帶滑此似瘧非瘧之症不可竟作瘧論治法當育陰潛陽爲治

細生地 歸身 白芍桂枝二分炒 小黑豆 牡蠣 女貞子
地骨皮 青蒿 白朮 黃柏 知母 半夏曲
新会皮 山梔 姜棗

脉象搏數搏爲氣並逆數爲血並熱臨事則每覺火外冲年陰氣未全防其陽越無制致身病發

襍部

金石斛　細生地　知母　元參　炙草　女貞子

煅牡蠣　川貝母　雙鈎　赤芍　新會皮　建蓮肉

灯草

刻診脈象細數無神形神皖白須防瘖疾糾纏法當

扶土化濕以助後天生化之機

白朮　茯苓　白芍　孩兒參　木香　生熟谷芽

半夏　當歸　建曲　牡蠣　炙草

病處不復脾氣日衰足跗浮腫是以清陽不舉濁陷下

陷之徵也長夏濕蒸病機參叢宜慎調勿懈

党參　白术　柴胡　升麻　茯苓　川芎　陳皮

炙草　木香　穀芽　苡仁　穞豆衣　砂仁　荷葉

溫邪羈違未達復感風寒面目虛浮不時畏寒脈形

[illegible]搏數而浮慮防發重

麻黄　桂枝　杏仁　枳殼　香附　川芎

羌活　苦桔梗　葛根　茯苓　防風　半夏

老姜

複診

汗

刻診脉象細濇芤神肢節腰背痠楚汗泄過多口津乾涸此肝脾腎三經素虧八脉因之俱損時當春陽鼓盪人身之陽氣已虛至夏前後生病將劇擬方從補養中略佐清滌化痰

首烏　白芍　桂枝三分　歸身　天麻　茯苓　黃耆皮

白朮　甘菊　防風　牡蠣　玄參　石决明　川斷

木瓜　吳茱　桑枝

汗

頭痛

刻診脈象摶數帶弦舌苔白少津頭額偏左疼痛鼻塞多淚偶有赤淚溢内眥溢出午前發劇近晚漸鬆此係虚挾痰阻于絡中風邪乘机上擾法当兼除痰和絡清邪止痛為治

首烏　羚羊角　天麻　川芎　石決明

甘菊　鈎鈎　薄荷　荊芥　歸身　丹皮

延胡　貝母　元參　山梔　桑枝芽

頸痛

牙痛

營血不足，水虧木旺，陰火上升，牙痛綿綿不已，脉來左手弦而帶搏數，右濡弱而數，舌苔光，陰虛陽炕，津液內耗，燥氣上淫，頭筋板掣，法宜柔肝和陽，益滋陰液，則不治痛而痛自止矣

川石斛　製首烏　杭菊花　丹皮　冬桑葉 炙

茯神　細生地　石決明 煅　桑白皮　橘絡

穞豆衣　穀芽

牙痛

不寐

據述病起兩年心悸不寐或止或發時輕時重所進藥餌頗多未能全好刻診脈弦數而滑乃為痰火阻絡可知擬三因溫膽法加味治之

半夏藥汁 橘紅 枳實 茯苓 白朮 棗仁猪膽拌

元參 丹參 焦梔 秫米 竹二青

前進溫膽之屬未能見效仍然寤不肯寐擬用交通心腎道亦不悖刻診脈象搏數而弦防其因風陽動急宜養靜冀其真水來復諸恙自能潛陽耳

不寐

細生地四錢以下　麥冬辰砂拌　丹參　元參　吳萸

牡蠣　遠志　茯神　龜板　貝母　連喬

石決明　柏子仁　月華粉　蓮子鬚

癇厥

邪襲肺肝痰氣乘機厥逆眩暈跌仆而成癇症將延之年患此重恙未易霍然先擬煎剂以疏絡道俟之少愈再服議丸剂窮治

龍膽草　製半夏　細生地　當歸　大連翹殼去瓤以生礬末填滿

用紅絨扎好煨製胆星　歸鬚　枳實　茯神辰砂拌　升麻

藿香　白芥子　乾菖蒲　桑白皮　竹二青以姜汁

大凡諸癇症雖有豬羊等名而治法則一不外乎豁痰通絡順氣鎮怯理之得法可望向安此症去老經治

治已得效驗今逢春陽勃發之時陽氣不靖更加惱怒傷
肝之火亦因之而俱動是以止而復作耳

歸鬚上 半夏錢 橘紅八分 花粉上 瓜蔞仁三錢
青礞石煅三錢 茯神錢 枳實錢 延胡醋煅錢 藿香葉錢
草節八分 石菖蒲八分 薄荷錢 木通八分 竹瀝
薑汁 十 青菓

遺精

病由去年腿生瘍毒開泄後餘毒未清遷延至今已成漏管氣血因之兩損有夢遺精是心氣不交於腎也腎關失固龍火易動更值春陽鼓蕩萬物氣泄之時病端百出病可慮耳枕章數徊頻遺脾胃之氣尚未衰總遺可措手姑從仲景法理之

桂枝　龍骨　牡蠣　丹參　元參　炙遠志

吳朮　白蓮鬚　茯神辰砂拌　棗仁　白芍

蓮心　紅棗

遺精

用藥凡例

頭角痛須用川芎 血枯亦用 巔頂痛須用藁本 徧身肢節痛
須用羌活 風濕亦用 腹中痛須用白芍厚朴 臍下痛須用
黄栢青皮 心下痛須用吳茱萸 胃脘痛須用草豆蔻 脇
下痛須用柴胡 日晡潮熱寒熱往來亦用 莖中痛須用生甘草
梢 氣刺痛須用枳殼 血刺痛須用當歸 心下痞須用枳
實 胸中寒痞須用去白陳皮 腹中窄須用蒼朮 破血須
用桃仁 活血須用當歸 補血須用川芎 調血須用玄胡
索 補元氣須用人參 調諸氣須用木香 破滯氣須用枳

殼青皮○　肌表熱須用黄芩○去痰亦用○　去痰用半夏○一去風
痰須用南星○　諸虚熱須用黄芪○盜汗亦用○　脾胃受濕用白
朮去痰亦用○　上焦濕腫○須用漢防己草龍胆　中焦濕熱須
用黄連○　下焦濕熱○須用黄芩○　煩渴須用白茯苓葛根○　欬
者須用五味子○　咳有聲無痰者○須用生薑杏仁防風○　嗽有
聲有痰者○須用半夏枳壳防風○　喘者○須用阿膠天門冬麥門
冬○　諸泄瀉○須用白芍白朮○　諸水瀉須用白朮白茯苓澤瀉○
諸痢疾○須用當歸白芍藥○　上部見血用防風○　中部見血
用黄連○　下部見血用地榆○　眼暴發○須用當歸黄連防風○

眼久昏暗。用熟地黄當歸細辛。　解利傷風。須用防風為君。白朮甘草為使佐。　解利傷寒。甘草為君。防風白朮為佐。　凡諸風。須用防風天麻。　諸瘡瘍。須用黄栢知母為君。茯苓澤瀉為佐。　瘧疾。須用柴胡為君。隨所發之時。所屬經部。分以引經藥導之。